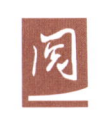

阅读成就思想……

Read to Achieve

体悟人生，让心灵自由穿行

东振明 著

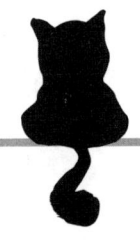

中国人民大学出版社
·北京·

图书在版编目（CIP）数据

体悟人生，让心灵自由穿行 / 东振明著． -- 北京：中国人民大学出版社，2025.1. -- ISBN 978-7-300-33393-9

Ⅰ．B849.1；R749.055

中国国家版本馆CIP数据核字第2024M1Y262号

体悟人生，让心灵自由穿行

东振明　著

TIWU RENSHENG, RANG XINLING ZIYOU CHUANXING

出版发行	中国人民大学出版社		
社　　址	北京中关村大街31号	邮政编码	100080
电　　话	010-62511242（总编室）	010-62511770（质管部）	
	010-82501766（邮购部）	010-62514148（门市部）	
	010-62515195（发行公司）	010-62515275（盗版举报）	
网　　址	http://www.crup.com.cn		
经　　销	新华书店		
印　　刷	天津中印联印务有限公司		
开　　本	890 mm×1240 mm 1/32	版　次	2025年1月第1版
印　　张	8.5　插页1	印　次	2025年1月第1次印刷
字　　数	170 000	定　价	69.90元

版权所有　　侵权必究　　印装差错　　负责调换

上士闻道,勤而行之;中士闻道,若存若亡;下士闻道,大笑之。不笑不足以为道。

《老子·四十一章》

赞誉

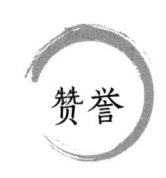

在普遍焦虑的时代读《体悟人生,让心灵自由穿行》一书,让人耳目一新。作者东振明从中国文化智慧汲取灵感,运用于心理咨询与疗愈;从自由、责任与意义的主题,提出体悟疗法,旨在为当代人的心理困扰分忧解难。

申荷永

澳门城市大学心理分析研究院院长、教授

国际分析心理学会(IAAP)中国学会(CSAP)首任会长

《体悟人生,让心灵自由穿行》一书是对东振明老师具有原创性、实用性的体悟疗法的系统介绍。既体现出他对中国儒、释、道、易等传统文化知识理念的广泛涉猎研读,同时也演示了他对这些文化资源中修身养性功夫的身体力行。读之使人受益匪浅。

张天布

陕西省人民医院心理科主任医师

中国医师协会心身医学专委会副主委

在魔幻时代的纸醉金迷里，《体悟人生，让心灵自由穿行》是一本真正意义上的"寻人启事"。有光，有温度，且荡气回肠。

曹昱
回归疗法联合创始人、国际分析心理学会（IAAP）分析师

振明老师用功之深、穷理之熟，将儒学与心理学贯通融合，生发出颇具中国心理学特色的修养身心之道与术。若非心灵自由之人，恐难著成这样一本心灵自由之书。

苑媛
中央财经大学心理学系副教授、硕士研究生导师
国家首批二级心理咨询师

自古以来，中国人就有自我修行的意识与传统，但古法难行于当代。《体悟人生，让心灵自由穿行》一书作者东振明老师执古道以御今有，探索出一套适合当代人的修行理论与方法。"用功夫、练功法、提境界、担责任、获意义、得自由"，可称为心灵成长与心理咨询的艺术。

周烁方
意象对话研究中心理事长
国际分析心理学会（IAAP）分析师

赞誉

为什么要学心理学？简单、通俗地讲，就是要提升境界。境界如何划分，如何提升？中国文化在这一点上是宝库，资源丰富。东振明在《体悟人生，让心灵自由穿行》一书中，用心理学的语言挖出了这个宝，阐释得非常清楚。他还从儒家的角度讲了具体方法，能帮助我们提升境界。每个方法都很实用，读者可以跟着练习，因此该书还是一本不可多得的好教材。心理学专业人员很适用，非专业人员也完全能看懂，很实用。

郑玉虎

回归疗法传人、意象对话心理师

中国儒家涵盖了很多教人如何成人的学问，我们可以把这本《体悟人生，让心灵自由穿行》视为儒家的学问在当下生活中的应用，让我们可以通过格物致知功夫来化解心理问题、提升生命境界。这本书值得一读。

吕仁慧

北京科技大学社会学系助理教授

我一直在找一本关于一个人如何与自己的情绪、感受、精神世界相处的书，东兄这本《体悟人生，让心灵自由穿行》给了我一些清晰的答案。

钟妍

终南心理 CEO

推荐序一

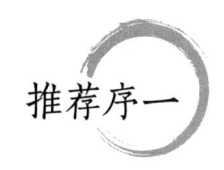

君子坦荡荡

房子住久了,需要翻修。若不翻修,那么无论原本多好的房子,都会有一大堆的问题——这里漏水了,那里掉墙皮了,让人住得不舒服。这不是房子本身不好,而是时间带来的问题。

有形的器物如此,无形的有用的事物亦如此。一种思想或理念,如果长期不翻修,也同样会出问题。因此,思想或理念乃至宗教也都需要在经过一段时间后,有人去把它翻修、整理一下。

影响中国人最深的儒家思想,已经有2000多年的历史了。在这么长的时间里,既出现过磨损,也被滥用过。皇帝、官僚乃至百姓,时常用种种错误的方式去使用儒家思想,弄得儒家思想到处"漏水"。这并不是说儒家思想不好,而是说儒家思想这个老房子需要翻修了。

在古代,曾有人翻修过孔子的儒家思想,有的人修理得不错,有的人修理得不行。比如，董仲舒的修理我就不喜欢，因为他在修理的材料中添了很多阴阳五行的材料。我并不是说材料用得不纯就一定不行，而是觉得他把儒家整修成了很死板的东西。当然，也有人修得不错，比如宋明的心学我觉得就翻修得不错，虽然也添了外来的材料，但修旧如旧，反而更多地显现了孔孟的基本架构。

五四时期的一些人，看到洋房觉得好，便产生了"我们干脆把老房子拆了吧，在原地重新建一个小洋房"的念头。于是，"打倒孔家店"，把儒家的老房子一通乱砸。然而，也许洋人并不同意让中国人也建一个小洋房，他们最多只是希望中国人建一个仆人房，从此永远为他们做仆从。因此，这个路还是行不通的，且不幸的是，老房子被这样乱砸一通，已经无法住人了。

我为《体悟人生，让心灵自由穿行》这样的一本与心理咨询、心理成长有关的书写推荐序，为什么要先扯到这么多看似无关的想法呢？

因为，这并不是真的无关。

本书作者东振明先生不仅是一名心理咨询师，还是一名儒家思想的践行者。在他的这本书中融入了很多儒家思想，虽然他没有用"儒家心理咨询"的名字，但是我觉得这本书可以说是一种儒家心理咨询——当然，是一种对儒家思想的新的应用。因此，也可以说，他在心理咨询领域所做的事情，也是"翻修儒家思想"这个大

推荐序一　君子坦荡荡

工程的一部分。

在孔子的儒家思想中有心理咨询吗？孔子当然没有心理学学历，也没有考过心理咨询师二级证，但他当之无愧是一名非常优秀的心理学家。孔子教的六艺，实际上都是心理咨询与治疗——乐，就是音乐治疗；射，就是运动治疗。《论语》是他的学生们为他记录的心理咨询案例集。对于如何让学生们建立健康的、美好的、超越的心态，孔子得心应手。孔子致力于把学生培养为君子，就是一种健康美好超越性的人格塑造。

君子是什么样子呢？在《论语·述而》中有这样的一句话："君子坦荡荡，小人长戚戚。"

君子并不是一定要非常快乐，因为如果环境中有很邪恶的事情，君子就会不快乐。君子也不一定总是适应社会，因为环境不好的时候，就连孔子也感到不适应，以至于在国外待了十几年。那么，君子的心理健康怎么表现出来呢？那就是坦荡荡。

什么是"坦荡荡"？就是不虚伪，还有，不焦虑。

什么是"小人长戚戚"？就是小人的心里总是不开心。

东振明先生的这本《体悟人生，让心灵自由穿行》，就是用现代心理学的材料，翻新了孔子的儒家心理咨询思想，从而让大家获得"坦荡荡"的智慧，也就是拥有一个有意义的人生。他无法对儒家思想进行全盘翻修，但是可以进行部分翻修——只修一根柱子或一扇窗子，也是修房子的一部分，也是很可贵的。

为什么我认为这本书是用当代心理学的材料翻修了儒家思想呢？因为这本书中介绍的心理咨询理论和理念，以及个人的心理成长，正是西方心理学中较为缺欠且在儒家思想中很核心的理念。

本书从一开始就讲自由意志。全书的心理咨询理念也都是建立在认可和运用自由意志的基础上，以及有了自由意志就有了选择的基础。这和"达尔文主义"提出的"人是动物"的默认设置很不一样。达尔文主义及在此基础上建构的一切心理学，本质上都是"决定论"的，即认为人的心理好坏是被某些因素"决定"的，所以要改变人，就必须改变那些"决定性的因"。至于这个因，是童年经验、是条件刺激还是价值条件或其他什么，各个流派的说法不同；但是人都是被动的、被决定的，是像动物一样趋利避害的，这一点是西方大多数心理咨询流派所共识的中心。当然，西方林子很大，也总有不同的鸟，所以不能说西方心理咨询的理念全都是强调人的动物性和被决定性的。然而，即使是提出人有自由意志的人本-存在主义流派，也没有对自由意志和选择如何运用给出详细的、清晰的、可实操的方法。而这本书给出了比较好的论述，且把理念转化为可以运用的、效果很好的方法。更有价值的是，它不仅能帮助人治好心理疾病、变得快乐，还能帮助人真正成为一个和动物性不同的人——这一点，最儒家。

也许就是因为儒家思想已经被很多人滥用过，所以很多人对儒家的感觉不好,认为儒家就是道德说教而已,且说教的那些道德也是虚伪的、愚昧的。这不怪他们,因为儒家这个老房子被一些乡愿、腐儒或坏人摧残过。真正的儒家并非如此,真正的儒家道德,是一套让人生更有意义的经验和方法,能启示我们如何去做一个真正的人、一个堂堂正正的人。

真正的儒家人,不仅是道德的人,更是坦荡荡的人、最幸福的人。读这本书,对此会多多少少给你带来帮助。

北京林业大学人文社会科学学院心理学系创立者
意象对话疗法创始人、回归疗法和沙屉技术联合创始人
中国社会心理协会文化心理专业委员会副主任委员

推荐序二

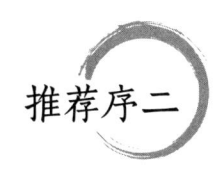

融通东西文化的儒家心理艺术

开宗明义章第一,《体悟人生,让心灵自由穿行》这本书的开篇即提到了两个关键的要点——境界和功夫。换言之,人生的意义在作者东振明看来就是用功夫来提升境界。日常生活中所说的"境界"主要指人的精神修养及思想觉悟水平。可以说,提升境界是我们传统文化中的一个非常重要的内涵,也是有别于西方心理学向外求的重要落脚点。孔子有句名言:"朝闻道,夕死可矣。"这里的"闻"就是觉悟,顺着这个意思,我们可以认为,一个人如果觉悟了,就能达到最高的精神境界,便一生无憾了!

中国传统文化一直以来都有一种"只可意会不可言传"的味道,尤其是要想用西方心理疗法的思维把心理干预的逻辑表达清楚就更不容易了!本书作者在东西方心理学知识之间的融通上进行了积极探索,总结出境界的三个层次——个人境界、人际境界和人天境界，及其对应的自由、责任和意义。还从刻意练习和事上磨炼的角度提供了非常具体的自我实修路径和方法。与向外求的西方文化相比，向内求追求精神价值恰恰是我们文化的要义，而把功夫作为提升境界的法门则正是我们反求诸己的体悟之学精髓。书中对这些的描述，既体现了作者对传统文化的深入理解，又展现了对当代心理疗法的实践证悟，非常值得赞叹！

近些年，随着中国经济和社会的发展，各种数据都呈现出大众的心理健康问题日益突出，而西方现代性发展背后的底层逻辑越来越受到人们的质疑。毫不夸张地讲，现代社会制度和价值观的一个根本特征，就是将历史上一致视为洪水猛兽的物质贪欲标揭为进步的动力和创造的源泉。正因为有这样一种草率的、未经审查和批判的态度，以资本增值为目的的"底层逻辑"才逐渐成为指导制度设计和社会生活的逻辑，于是，经济主义、消费主义和物质主义便逐渐"大化流行"，只要不犯法，人们怎么贪婪都可以，已成为一种人生价值和意义的标志！到底什么是心理自由？人们需要承担什么责任？人生意义是什么？这些都成了最令人们感到困惑的问题。本书从儒家思想的角度出发，结合心理疗法的应用对这些问题进行了阐释，还对努力赚钱和尽情消费给我们带来的种种焦虑给出了境界追求和功夫修炼的组合良方，特别值得实践体悟！

我与东振明先生是在一起推广传统文化心身治疗的活动中认识的，与他一起参加过不少线上活动，分享和讨论过许多观点和看

推荐序二 融通东西文化的儒家心理艺术

法,但交集不多。此次通过阅读他撰写的《体悟人生,让心灵自由穿行》一书,对他的思考和实践有了更多的了解,更为重要的是,从他环环相扣的辩理和推论中,也促进了我的思考和感悟。开卷有益!所以,我特别愿意为本书作序推荐,也在同时分享了自己的感受。我相信,东振明先生今后还会不断出版著作,这本书大致呈现了他在当下阶段学习和实践的总结,因此我们大可不必用求全的心态去审视本书的每一个观点。有借鉴、有启发、有用就好,追求境界的人生之路本来就没有终点!

心理学博士、博士生导师

浙江大学医学院附属精神卫生中心党委书记、主任医师

传统文化心身治疗发展联盟发起人

自序

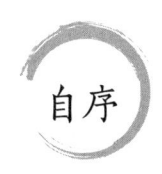

人们常说的"人性"是"人性"吗

常听人说"人性是自私的""人性是贪婪的""不要和人性作对",其中的"人性"真的是"人性"吗?要想弄清楚这个问题,我认为需要先来区分"人的性"与"人性"这两个概念。

"人的性"是指一切属于人的性质的总和。包含人作为一个物种所具有的一切属性,这些属性可以是物理学的、化学的、生物学的、形态学的、社会学的、心理学的、历史学上的、语言学的、宗教学的、美学的,等等。"人性"则是特指只有人类才具有的、使人区别于其他事物的本质属性。"人性"是"人的性"中的精华与灵秀部分,即周敦颐在《太极图说》中所说的"惟人也得其秀而最灵"的那一部分。

"人的性"和"狗的性""猪的性"等其他动物的性有相同之处,比如生存与繁衍。为了生存与繁衍,可以没有道德与伦理,这不仅是动物的性，也是"人的性"中所包含的，只是因为"人的性"中存在着动物性中所没有的"人性"部分，所以即使是为了生存，也有人可以不食嗟来之食，为了繁衍很多人仍然坚守伦理。现实中也存在着某些人为了生存与繁衍完全不讲道德与伦理，甚至违法犯罪，但我们不再称其为人，而是称其为"衣冠禽兽"。这是因为他们的"人性"没有得到发展，他们的"人的动物性"控制了他们的行为。因此，我坚决反对把自私、贪婪、弱肉强食、趋利避害等人和动物共同拥有的属性称为"人性"，这些只能被称为"人的动物性"，而不能被称为"人性"。在这一点上，弗洛伊德和荀子犯有相同的错误，即认为"人的动物性"先于人的"人性"而存在，且"人的动物性"是人类行为的根本驱动力。

人的"人性"绝不是晚于"人的动物性"而出现的，无论是从时间上还是从逻辑上讲，人的"人性"和"人的动物性"都是同时诞生的。人绝不是在时间和逻辑上先作为动物而存在，然后要等到某个阶段，由于成熟、教化和社会学习才获得"人性"的。人之初绝不等于动物之初，从精卵结合的那一刻起，人的胚胎就与动物的胚胎有着本质的区别。这种区别不仅是个体成熟之后的生物形态学上的区别，还必然包含了某种非生物形态的区别。如果仅仅是生物形态学上的区别，那"人"就要被称作"裸猿"了。因此，就算我们从胚胎开始人工培养那些可以通过"镜子测试"[①]的动物，也无法

---

① 一种测试动物是否具有一定程度自我意识的方法。

让它们学会像人一样生活。

这个问题为什么如此重要？因为如果我们混淆了"人的动物性"和"人性"，甚至把"人的动物性"当作"人性"，就会为太多的自私自利、无道德、无底线甚至违法乱纪的行为提供了"光明正大""天经地义"的理论依据，将会成为人们不求成人、自甘堕落的合理、无可辩驳的基础前提，甚至会成为某些"聪明人"作恶的借口。这会把人的价值和意义直接拉低到动物的水平，亦会阻碍社会、国家与人类的发展。

不过，这并不是说我们要否定或灭除"人的动物性"；相反，我们必须尊重、满足和规范"人的动物性"，使"人的动物性"和"人性"和谐统一，并以"人性"为统帅。每一个人都应该以充分发展自己的"人性"为人生的终极目的，使自己成为人而非动物！

曹昱老师说可以称本书为"寻人启事"，我觉得非常贴切！中国有句古话叫"长大成人"，成人要先成为身心健康的人。希望本书能帮助你在"成人"的道途上不至于迷失。

此外，本书也可以作为心理自助类读物。如果你有焦虑、恐惧、强迫、抑郁、失眠或者成瘾等心理问题，那么可以按照书中的方法自助。

本书还可以作为心理咨询师和治疗师的指导手册，如果你是专业的心理助人工作者，那么可以按照本书的理论和方法帮助来访者改善心理问题。

前言

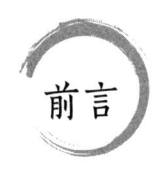

功夫·境界·体悟疗法

本书的理论基础

西方文化重视理性和逻辑，中国传统文化重视实修和境界。实修是功夫论，境界是境界论。功夫论和境界论是中国传统文化的两个基本问题。"境界"和"功夫"是两个密切相关的概念，境界的提升需要功夫的实修。我对境界的定义是："境界是对人生意义的认知和践行程度以及相伴随的情感强度。"对功夫的定义是："功夫是指个体为了提升人生境界，自觉地按照一定的方法对自身内在心理进行长期系统性的操作。"

基于儒家功夫论和境界论，我发展出了一种新的心理咨询范式——体悟疗法。这是一种功夫取向的心理咨询方法，其核心思想是通过功夫的实修提升个体的境界，进而提高其心理健康水平。在理论建构方面的依据是儒家对"人"的超心理学陈述："人是关系的总和，关系的内在本质特征是'仁'，即人者，仁也。"**人是爱的存在。**

体悟疗法把人生境界分为三个层次：仁爱自己是个人境界；仁爱他人是人际境界；仁爱天地万物是人天境界。体悟疗法对心理问题产生机制的根本假设是，**关系的失衡会导致心理问题**。对心理问题如何好转的根本假设是，**只要把关系调整到"中庸"状态，心理问题就会好转**。在咨询技术方面，我围绕"关系"开发出一系列具体的实修功夫，比如，诚意、格想法、格感受、正心、当然之责、观喜怒哀乐未发前气象、一体之仁，等等。

可以说，本书不仅从道的层面介绍了体悟疗法的理论，还从术的层面介绍了体悟疗法的具体应用，即每种功法的使用场景和练习方法。

如何使用本书

本书希望能够为普通读者（想自我改善和提升的读者）和专业读者（心理咨询师与心理治疗师）提供帮助。不过，由于本书的行文顺序与实际解决问题的步骤并非一一对应，因此有必要就如何使用本书进行说明。

如果你是普通读者，那么你需要从头开始通读全书，以便于你全面了解书中的理念和提供的方法。如果你在了解之后对这些理念和方法并不认可，就把这本书弃置一旁，继续你的生活。如果认可，就按照以下步骤进行实践。

- **第1步，明确功效，即你希望达到的目标**。并不是一定要把达到人际境界或者人天境界当作目标，但至少要把达到个人境界的高端作为目标，即获得自由真正地爱自己，让自己的生活变得更美好。
- **第2步，确定路障**。全面审视自己生活的方方面面，确定现在有哪些问题阻碍你真正地爱自己，令你无法过上美好的生活。把这些问题统统列出来，并按照改变的难易程度进行排序。
- **第3步，规划活动**。确定哪些行为是真正爱自己的，哪些活动是可以使自己的生活变得更美好的。把这些活动和第2步确定的路障一起写进真正爱自己行为增减表里（见第3章）。
- **第4步，诚意练习**。对想要实现的目标进行积极诚意练习，对那些路障进行消极诚意练习。
- **第5步，确定需要提升的功力**。根据对真正爱自己行为增减表的实践情况，分析要去掉路障、落实增加的真正爱自己的行为需要提升哪些功力。可以重点考察以下列出的九种功力（但不限于这九种）：

- 决心／意愿；
- 觉知力；
- 看清想法的能力；
- 离开想法的能力；
- 愿意经历的能力；
- 专注当下的能力；
- 持续实际价值观的能力；
- 与过去和解的能力；
- 对变化的了知和接纳的能力。[①]

- **第6步，选择功法**。根据你需要提升的功力，选择有针对性地提升这些功力的功法。
- **第7步，下功夫**。选择好了具体的功法，就需要切切实实地投入时间和精力按照功法去练习，即刻意练习和事上磨炼。
- **第8步，监控与调整**。根据自己的实际进展，有针对性地调整具体的功效、功力、功法，以及下了多少功夫。如果之后想达到人际境界，就要把真正爱自己行为增减表修改为真正爱他人行为增减表，从自己最亲近的人做起。随后要想达到人天境界，就要把真正爱自己行为增减表修改为真正爱天地行为增减表。其他的步骤相同。

[①] 关于这九种功力的具体说明，可以参见《自由的你：体悟疗法与强迫症干预》一书的第3章。

如果你是专业读者，那么也需要从头开始通读全书，以便于你全面了解书中的理念和提供的方法。如果你在了解之后并不认可，就把这本书束之高阁，继续按你原来的方法帮助你的来访者。如果你认可，就按照以下步骤来帮助你的来访者。在帮助来访者之前，你需要把书中提供的功夫先自己切实地修炼起来。最好也认真地学习一下我的另一本书——《自由的你：体悟疗法与强迫症干预》。

- 第1步，收集信息，即摄入性会谈。
- 第2步，介绍疗法。在充分收集了信息的基础上，判断是否适合用体悟疗法帮助来访者解决其问题。对于神经发育障碍、精神分裂症谱系障碍、双相及相关障碍、自知力不完整的来访者，体悟疗法没有相关的经验和研究。根据临床经验，体悟疗法对强迫症障碍和焦虑障碍可起到较好的效果。如果体悟疗法适合来访者的问题，那咨询师就要向来访者简要说明咨询原理和技术。如果来访者认可并愿意接受体悟疗法的干预，就可以开始正式的干预了。
- 第3步，明确功效。与来访者协商确定咨询目标。可以把达到个人境界的高端设定为第一个阶段性目标，即真正地爱自己。来访者通常不会拒绝这个目标。
- 第4步，问题清单。把来访者想要通过咨询解决的问题全部列出来，并按照改变的难易程度排序，形成问题清单。对这些问题的改变进行时间上的规划，并写在真正爱自己行为增减表里。

- **第 5 步，讨论滋养行为。**确定哪些行为是真正爱自己的，哪些活动是可以使来访者的生活变得更美好的。把这些行为写进真正爱自己行为增减表中。
- **第 6 步，诚意练习。**对想要实现的目标进行积极诚意练习，对问题清单上的行为进行消极诚意练习。
- **第 7 步，确定需要提升的功力。**根据对真正爱自己行为增减表的实践情况，分析要去掉路障、落实增加的真正爱自己的行为需要提升哪些功力。可以重点考察下面列出的九种功力（但并不限于这九种）：

  + 决心 / 意愿；
  + 觉知力；
  + 看清想法的能力；
  + 离开想法的能力；
  + 愿意经历的能力；
  + 专注当下的能力；
  + 持续实际价值观的能力；
  + 与过去和解的能力；
  + 对变化的了知和接纳的能力。

- **第 8 步，选择并教授功法。**根据来访者需要提升的功力，选择有针对性地提升这些功力的功法,并在咨询中带领来访者一起练习。

- **第 9 步,建议来访者下功夫**。在咨询中教授了功法之后,与来访者协商如何在咨询之外的时间进行有规律的练习(即刻意练习),以及在遇到问题时如何应用这些功夫(即事上磨炼)。

- **第 10 步,监控与调整**。根据来访者的实际进展,有针对性地调整具体的功效、功力、功法,以及下了多少功夫。如果之后要想达到人际境界,那就把滋养行为修改为责任行为,从自己最亲近的人做起。接下来要想达到人天境界,就把滋养行为修改为意义行为。其他的步骤相同。

- **第 11 步,评估功效结束咨询**。在与来访者商定的功效达成后,就可以协商结束咨询了,并建议来访者把功夫运用到以后的生活中。

无论是普通读者还是专业读者,核心的四个步骤都是**明确功效、评估功力、选择功法、持续地下功夫**。

注意:对普通读者来说,本书并不能代替专业的精神科治疗或者正规的心理咨询。对于专业读者而言,本书并不能代替正规的专业培训和督导。

目录

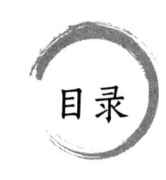

第 1 章　境界与功夫　// 001

第 2 章　自由的遮蔽　// 013

　　原生家庭——万能的"背锅侠"　// 014

　　心理自由　// 016

第 3 章　责任的异化　// 059

　　关系本体论　// 062

　　关系的二重三极结构　// 069

　　当然之责　// 079

　　责任与心理健康　// 119

第 4 章　意义的虚无 // 121

何为意义 // 122

知止的功夫 // 151

第 5 章　境界的沦丧 // 163

人生境界的心理结构 // 166

人生境界的三个层次 // 174

意义与境界 // 181

成为人 / 成为某人 / 成为某种人 // 220

君子无忧 // 222

境界与心理健康 // 224

致谢 // 233

参考文献 // 235

后记　黑格尔的草率 // 239

第 1 章

境界与功夫

> 知止而后有定，定而后能静，静而后能安，安而后能虑，虑而后能得。物有本末，事有终始。知所先后，则近道矣。
>
> 《大学》

本书的核心思想是，**通过提升境界促进心理健康，通过功夫提升境界**。

境界论和功夫论是中国传统文化的两个基本问题。西方文化重视理性与逻辑，中国传统文化则重视实修与境界。两种不同的文化对"人是什么"和"人应当是什么"有着截然不同的理解。亚里士多德认为"人是理性的动物"，而子思在《中庸》里说"仁者，人也"。我们对"马是什么"这个问题的任何解答都不影响马的行为，但对"人是什么"这个问题的解答则不同，因为它深刻地影响着人自身，也影响着人的行为（隗仁莲，2019）。任何一种关于心理健康的理论和技术都是以对人的理解为基础的，每个心理调节过程也都必然会传递某种对人的理解。只有当个体对某种心理学的理念发自内心地认同时，他才会全身心地参与到改变过程中来。因此，**要想研究中国人的心理、发展符合中国传统文化的心理咨询理论和技术，就必须考虑中国传统文化对人的基本理解，以及中国文化的特质**。

第 1 章 境界与功夫

"天人合一"是中国文化的基本特质,但不同传统对"天人合一"的理解和追求是有区别的。我认为儒家追求天人合一合于"仁",道家追求天人合一合于"自然",佛家追求天人合一合于"空"。**本书的理论和方法是基于儒家文化创立的体悟疗法**。体悟疗法把人生境界划分为个人境界、人际境界和人天境界(具体论述将在第 5 章展开),个人境界是(仁)爱自己,人际境界是(仁)爱他人,人天境界是(仁)爱万物。**要想做到真正地爱自己就需要获得心理的自由,要想做到真正地爱他人就需要承担起责任,要想做到真正地爱万物就需要体悟到意义**。因此,**本书关注自由、责任和意义三大主题**。从责任的角度来说,个人境界就是为自己负责,人际境界就是为他人负责,人天境界就是为天地负责。

本书是在讲人生的意义和境界,也是在讲如何真正地"长大成人"。从理论上说明"长大应该成人"以及论述清楚"长大怎么成人"并不难,但这绝不意味着"长大"就可以轻而易举地"成人";恰恰相反,要"长大成人"很难!境界的提高不是凭主观意愿或意志决断就能实现的,需要切实持久的功夫修炼,而且这个修炼的过程并不总是让人感到快乐——它往往很枯燥,远不如刷手机那么吸引人。功夫是中国传统文化的核心,任何来自实践和修养的技能都可以被称作"功夫"(倪培民,2022)。

陈立胜在《论修身工夫与技艺工夫之异同》一文中写道:

"功"原为功绩、功业义,引申出事功、劳作义;"工",原义为曲尺,除引申为"巧饰"义外,尚有工匠义,如谓"工欲善其事"的"工"。"夫"是丈夫义,古代从事徭役工作的都是成年平民男子,故"夫"也指服劳役之人。早在建和三年(149年)的《广汉长王君治石路碑》中就出现了"功夫九百余日,成就通达"一语,此处的功夫系指役夫、役徒所付出的劳作时间。……"工""夫"二字连用大约在西晋才开始。……"功夫""工夫"其最初的含义即是被征调做某项工程的劳动力、人力。而工役是有期限的,故引申出"时间"义,由于功夫/工夫的词义兼有人力与时间的意涵,由此亦衍生出"做事所花费的时间与精力",由花费时间与精力做某事而成就某种能力、本领,达到某种造诣,亦成为功夫/工夫的衍生义。

修身义上的功夫/工夫最早出自佛教文献。潘平格指出:"工夫二字,起于后世佛老之徒,盖是伦常日用之外另有一事,故说是工夫。"(潘平格,2009)的确,在西晋翻译的佛经中,"功夫"一词产生了个人做事所花费的时间与精力义,布施一类的活动蕴含着信徒所付出的心血与精力,故亦被称为"功夫"。……

后来布施与持戒、忍辱、精进、禅定、智慧一道作为"完整的六度条目"而被通称为"功夫"。"功夫"遂具备了"欲达到某一修行目标所设想出的方法或手段"义。由于"禅定"与"智慧"二门被认为是成佛的关键,故在唐代开始的佛教典籍中,"功夫"通常就是用来指坐禅这种修养方式。坐禅的过程非常复杂,它包含着一系列身心活动的自觉调整：先是跌坐，然后续以"数息、随息、止、观、还、净"六妙法门。在佛教那里，功夫/工夫变成了："个体将其身心进行高度的集中，以投入某种具有可重复性、窍门性、进阶性的仪式化操作技法。"（林永胜，2011）

…………

功夫/工夫一词进入儒学文献始于邵雍、张载与二程兄弟。在起始，功夫与工夫两词就未加区别而混同使用。即便在同一段落中，两词也交替出现，明道云："待要传与某兄弟，某兄弟那得工夫？要学，须是二十年功夫。"[《河南程氏外书第十二》（明弘治陈宣刻本），今中华书局本《二程集》统一为"工夫"] 这种混用的情形后来屡见于朱子学与阳明学的文献中：

问：何谓工夫？先生不答，久之，乃曰："圣门功夫，自有一条坦然路径。诸公每日理会何事？所谓功夫者，不过居敬穷理以修身也。"（《朱子语类》①）爱曰："古人说知行做两个，亦是要人见个分晓，一行做知的功夫，一行做行的功夫，即功夫始有下落。"先生曰："……今人却就将知行分作两件去做，以为必先知了然后能行，我如今且去讲习讨论做知的工夫，待知得真了，方去做行的工夫，故遂终身不行，亦遂终身不知。"（《传习录》）

…………

综上，"功夫"与"工夫"在宋明理学文献中通常是不加区别

---

① 本书中关于《朱子语类》的引文，均援引自崇文书局于2018年出版的版本。

而混同、交替使用的。只有在现代汉语中"功夫"比"工夫"一词多了一层"武术技能"的含义。

....

最早尝试对功夫/工夫进行界定的学者当推徐复观。他在《中国人性论·先秦篇》的结论中指出，先秦人性论是由哲人"自己的工夫"所把握到的。而"工夫"虽可概括在广义的"方法"一词之内，但工夫与方法实则有着重要的区别：对自身以外的客观对象加以操作、加工以便达到某种目的，这是"方法"；与此相对，"以自身为对象，尤其是以自身内在的精神为对象，为了达到某种目的，在人性论则是为了达到潜伏着的生命根源、道德根源的呈现——而加内在的精神以处理、操运的，这才可谓之工夫。人性论的工夫，可以说是人首先对自己生理作用加以批评、澄汰、摆脱；因而向生命的内层迫近，以发现、把握、扩充自己的生命根源、道德根源的，不用手去作的工作"。（徐复观，2001）

徐复观将"方法"与"工夫"区别开来，乃是基于工夫是以"自身"为对象，即工夫具有自身反涉义。但很多一般性的技艺工夫如舞蹈、体操、拳术等亦是直接以"自身"为对象，或虑及此，徐复观又特别强调工夫是以"自身内在的精神"为对象。

....

杨儒宾则给出了工夫/功夫四要素说："工夫是一种有意识的行为，它通常需要花费较长的时间，才可以精熟，最后达到预期的境地。有意识、时间、精熟、目的可以视为工夫的四要素。……在今日的日常言语中,'工夫'一词仍有此涵义。……"……"有意识"强调功夫/工夫的"自觉性""主动性",这一要素是功夫/工夫内涵不可或缺的,不然,功夫/工夫与百姓日用而不知的"教化"观念难以得到区别。

倪培民（2022）认为,任何来自实践和修养的技能都可以被称为"功夫",如绘画、写作、舞蹈、烹饪,甚至待人接物、齐家治国等。"功夫"一词指的是人生之道,是通过修身养性形成的能力和生活方式,或者说是广义的人生艺术。功夫有四方面的意涵：

- **功力**,指做某件事情所需要的能力;
- **功法**,指做某件事情的方法;
- **工夫**,指在某件事上所花的时间、努力和践行;
- **功效**,指做某件事情所达到的效用。

在儒家文化中,"克己复礼"是功夫,"天下归仁"是境界（《论语》）;"格物""致知""诚意""正心""修身""齐家""治国""平天下"是功夫,"物格""知至""意诚""心正""身修""家齐""国治""天下平"是境界（《大学》）;"致中和"是功夫,"天地位焉,万物育焉"是境界（《中庸》）;"尽性"是功夫,"赞天地之化育,与天地参"是境界（《中庸》）。

在道家文化中,"营魄抱一"是功夫,"无离"是境界（《老子》）;"专气致柔"是功夫,"如婴儿"是境界（《老子》）;"涤除玄览"

是功夫,"无疵"是境界(《老子》);"知雄守雌"是功夫,"归于婴儿"是境界(《老子》);"知白守黑"是功夫,"归于无极"是境界;"知荣守辱"是功夫,"归于朴"是境界(《老子》);"守道三日"是功夫,"外天下"是境界(《庄子》);"守道七日"是功夫,"外物"是境界(《庄子》);"守道九日"是功夫,"外生、朝彻、见独、撄宁"是境界(《庄子》)。

在佛学中,"四念处、八正道、六波罗蜜"是功夫,"阿罗汉、菩萨、佛"是境界。

本书关注的自由、责任、意义和境界都需要修身功夫来获得,修身功夫牵涉身心活动的整体取向,它将认知、情感、意志聚焦于提升人生境界这一目标。修身功夫作为一种目标定向的实践活动,在整体上是一种意向性活动,就其将人生自觉地加以整体定向而言,它是一种立志行动。王阳明说:"学本于立志,志立而学问之功过半矣。""合着本体的,是工夫;做得工夫的,方识本体。"(《王阳明全集》[①])就其注重培养德性而论,它是一种旨在成就理想人格的实践活动。修身功夫所培养的不是某种一般的能力,而是人之为人的在世能力。这种人之为人的能力构成了人的尊严所在、意义所在、价值所在。若缺乏这种能力,那么人作为人是不完整的。在此意义上,不妨将修身功夫所培养的能力称为"构成性能力",即构

---

① 本书关于《王阳明全集》的引文,均援引中国书店出版社2015年出版的版本。

成人之为人的能力，它与一般的能力存在根本区别。王阳明对此有专门阐述：

> 今之习技艺者则有师，习举业者求声利者则有师，彼诚知技艺之可以得衣食，举业之可以得声利，而希美官爵也。自非诚知己之性分，有急于衣食官爵者，孰肯从而求师哉！夫技艺之不习，不过乏衣食；举业之不习，不过无官爵；己之性分有所蔽悖，是不得为人矣。人顾明彼而暗此也，可不大哀乎！（《王阳明全集》）

修身功夫旨在培养人之尽己之"性分"的能力，若缺乏这一能力，人则"不得为人"。也正是在这一意义上，修身功夫的目标始终定位于"自我转化"上。作为一种终极的自我转化之道的修身工夫，在不同宗教传统中的侧重点或有不同，但其结构则是一致的。[①]修身功夫强调这个过程是变化气质的过程，也是提升境界的过程。"修身功夫"的对象是"身己"，即自己、自身。此"自身"作为"修"的对象，与一般被修理的对象（比如，器物）截然不同。它不是一个"现成的存在者"，而是一个有待成长、有待成就的活生生的"存在"，人这一根本性的存在地位决定了修身功夫从本质上说就是一种"自身反涉"的活动。人自身即一"作者"，其一己的人生即其"创作"的对象。一件雕塑的作者在"创作"其作品时，

---

① 斯特伦.人与神：宗教生活的理解[M],金泽,何其敏,译.上海：上海人民出版社，1991.

"作品"自身并不能"感受"到、"自觉"到被"创作";而作为修身的对象,"自身"则能感受到、自觉到被"修"、被"塑造",因为"创作者"与"被创造者"本是同一的。(陈立胜,2022)

与"工夫"相连的习语如费工夫、磨工夫、抓工夫、闲工夫,与"功夫"相连的习语如下功夫、吃功夫。为了行文方便,以下统一使用"功夫"。

综合上面的引用,本书所谈的功夫继承倪培民功法、工夫、功力和功效的四方面意涵,并且继承了徐复观先生功夫是以自身内在的精神为操作对象的思想,同时继承了杨儒宾的"自觉性"和"自主性"。即**功夫是指个体为了提升人生境界,自觉地按照一定的方法对自身内在心理进行长期系统性的操作**。如果我们想获得自由、履行责任、发现意义和提升境界,就要自觉自主地以自身内在心理为操作对象,在正确功法的指导下,下功夫去修炼以提高功力,最终达到提升境界的功效。

刻意练习和事上磨炼是下功夫实践功法的两种场域。注意,此处的"练"和"炼"字是有区别的。"火"字旁的字往往和火或高温有关。"炼"是熔冶金石,使纯净或坚韧(比如,炼钢);用加热的方法使物质分解或分离(比如,炼油);炼还有通过实践活动提高身体素质、意志等含义。以"纟"为部首的字多与丝、线、绸缎、纺织等有关。"练"本义是一种加工丝或丝织品的工序,即把生丝煮熟,使其柔软洁白。白色的绢是练制而成的丝织品,所以

"练"是"白绢"的代称。练丝是一个反复进行的过程，故"练"又引申为反复学习、多次操作（比如，练习、训练）。可见，"炼"是一种求纯求精的过程，"练"是一种求熟求巧的过程。因此，**功力是炼出来的，而不是练出来的。**

刻意练习指的是安排固定的时间，自主自觉、有目的地进行规律的练习。"事上磨炼"是王阳明重要的功夫论，《传习录》中记载了陈九川与王阳明的问答：

陈九川问："静坐用功的时候，很是觉得心神收敛，但遇事又间断了，马上起了个念头到事情上去省察，事情完成后又去寻找之前的功夫，仍然觉得有内外，有区别，打不成一片。"先生说："心哪里有内外的区别呢？就如同你现在在这里讲论，又哪里有一个心在内里照管呢？听讲说时的专敬心，就是那颗静坐时的心。功夫是一贯的，何必再起一个念头呢？人一定要在事情上磨炼，做功夫才是有益的。若只是喜爱静，遇事便慌乱，那静时的功夫也是差的，好像是收敛的实际上却是放纵沉溺的。"

此处的"静坐用功"相当于刻意练习，遇事时的省察克治是事上磨炼。此二者不可偏废，本书所有的功夫都需要刻意练习和事上磨炼的结合，缺一不可。

第 2 章 自由的遮蔽

> 我欲仁，斯仁至矣。
>
> 　　　　　　　　　　　　《论语·述而篇》

原生家庭——万能的"背锅侠"

"伤于外者必反于家，故受之以家人。"（《周易·序卦传》）以前，家是可以给人疗伤的地方，是温暖的港湾；但近年来，原生家庭则几乎成了一切罪恶的源头，成了万能的"背锅侠"。这"得益"于西方心理学理论和国内某些所谓的"心理学家"的普及。这是西方线性因果决定论的产物，认为人是因果链条中的一环，完全没有自由。西方的这种思想至少可以追溯到近代哲学之父笛卡尔，他以"我思故我在"闻名于世。他虽然没有说人是机器，但他提出的"动物是机器"的思想为拉·梅特里（La Mettrie）的《人是机器》（L'homme-Machine）一书铺平了道路。人成了被"机械定律"推动和决定的机器。而后，随着物理学、化学、生物学和进化论等学科和技术的不断发展，人的位置也随之在不同的因果链条中变换，不变的是人始终没有逃出因果：在弗洛伊德的理论中，人是被潜意识决定的；在华生和斯金纳看来，人是被条件反射决定的；罗杰斯的农场生活经历让他认为，人是被环境决定的；艾利斯和贝克说，人是被信念和认知决定的；神经科学家们认为，人是被神经电活动和神经递质活动决定的；进化学家认为，人是被历史决定的。但孔子不同意！他在两千多年前的箴言就与这种决定论截然相反。因为在前述的决定论中，"人"已经消失不见，人的自由和价值荡然无存，只留下了遵循自然科学规律的因果链条。除了"因果"，你遍寻不着那个"人"！

孔子和儒家文化可谓我国集体的"原生家庭"，其命运也曾像如今的原生家庭一样成了集体的"背锅侠"。在新文化运动中，人们普遍认为儒家文化是对自由的压制，殊不知在儒家经典中有很多地方闪烁着自由的光辉。当仲弓因为父亲不争气而有自卑感时，孔子鼓励他："犁牛之子骍且角，虽欲勿用，山川其舍诸？"（《论语·雍也》）古代对祭祀用的牲畜有很高的要求，周朝以赤色为贵，祭祀的时候多用纯赤色的、长得很周正的牛。因此，"犁牛"是不能用于祭祀的。不过，犁牛生的小牛如果"骍且角"，那么就算人们觉得它的出身不好、不想用它来祭祀，山川之神也不会舍弃它，还是会接受它作为牺牲的。孔子的意思非常明确，即**一个人完全可以不受出身和原生家庭的影响，可以根据自己的意志自由地成就自己。**

王充在《论衡》一书中说："母犁犊骍，无害牺牲，祖浊裔清，不妨奇人。鲧恶禹圣，叟顽舜神。伯牛寝疾，仲弓洁全，颜路庸固，回杰超伦。"禹、舜、仲弓和颜回的父亲都不太好，但这并不妨碍禹、舜、仲弓和颜回成为杰出人物。尤其是舜，他的童年生活十分不幸，在原生家庭的生活就像敌后武工队一样。他的父亲叫瞽叟，是一个瞎了眼睛的人。遗憾的是，他不仅瞎了眼还瞎了心，不辨善恶、愚昧无知。舜的母亲很早就过世了，父亲再婚，继母生了个儿子，叫象。继母顽固邪恶，象嚣张跋扈，总之这一家人除了舜没一个好人，日复一日只想着怎么弄死舜。有一次，瞽叟让舜去修房顶，舜在房顶上铺茅草时，瞽叟和象在下面放火，舜在房顶把两只斗笠当作翅膀，从房顶安全逃离到地面。还有一次，瞽叟让舜挖井，舜在下面挖了很深，瞽叟和象在上面填土，想把舜埋在井下，舜从下面挖了甬道逃了出来。然而，舜并没有被其父亲和原生家庭所决定，他自由地选择了隐恶而扬善，好问而好察迩言，执两用中，终成上古一代圣王。

❖ 心理自由

自由是经由功夫修炼而彰显的一种"择"的能力，在某种程度上说是一种"择善"[①]的能力（倪培民，2022）。它是指**人虽然受各种环境影响，但不能被这些环境完全规定，即身处环境之中又可超越环境**。"为仁由己，而由人乎哉？"（《论语·颜渊》）、"我欲仁，斯仁至矣"（《论语·述而》)，孔子认为对仁的追求和修养是完全不受其他任何限制的人的自由选择。甚至当宰我认为三年之丧的时间

---

① 因为"择"也可以是选择做坏事。

太久时，孔子虽然不认同但仍然把选择的自由交给宰我本人，说"今女安则为之"（《论语·阳货》）。孔子在陈绝粮时对心怀不悦的子路说"君子固穷，小人穷斯滥矣"（《论语·卫灵公》）。可见，孔子认为即使在七天没有饭吃这样极端恶劣的境遇下，一个君子仍然有自由去选择如何面对环境。这种思想在子思的《中庸》中得到了进一步发挥："素富贵，行乎富贵；素贫贱，行乎贫贱；素夷狄，行乎夷狄；素患难，行乎患难，君子无入而不自得焉。"无论我们身处什么样的境遇，都可以自由地选择去践行中庸之道。孟子更是豪情万丈地高呼人性的自由，"富贵不能淫，贫贱不能移，威武不能屈"（《孟子·滕文公下》）。可见，在儒家文化中，一直尊重和坚信人是有自由选择的能力的，无论所处的环境如何。

人要为自己的问题负责，子曰："射有似乎君子，失诸正鹄，反求诸其身。"（《中庸》）君子立身处世像射箭一样，射不中不能怪靶子，而是要反思和力求提高自己的箭术。

本书关注心理自由，而不是哲学自由、政治自由和人权自由。

心理自由指的是人可以不被自己的想法、情绪和欲望所完全控制的能力。心理自由也是一种"择"的能力，是在面对自己的想法、情绪和欲望的时候，我们有选择的能力。我们有选择是否相信自己想法的能力，是否按照想法行动的能力；我们有选择采取何种方式调节表达情绪的能力；我们有选择如何面对和调节欲望的能力。如果这种选择的能力被遮蔽了，我们就是不自由的。我们的想法、情绪、欲望和行为之间有着非常复杂的交互影响和交互决定的关系。自由意味着承认它们之间的影响和相互作用，但取消它们之间的决定权。也就是说，有一种因素独立于这些因素之外并起着最关键的决定性作用，这个因素就是自由。

心理自由也是一种"择善"的能力，这里的"善"指的是美好，心理自由也可以说是一种选择导向美好的能力，是在美好目标或意愿引导下的自由。目标或意愿在我国传统文化中通常用"意"来表达，《春秋繁露·循天之道》云："心之所之谓意。""意"就是心所向往的。举个例子：我的目标是在年终总结会议上发言。可是，在会议开始之前，我可能会冒出一个这样的想法："我会表现得很差劲，别人会认为我的发言很笨拙、会嘲笑我、会认为我没有能力，我最好还是找个借口别发言了。"如果我选择相信这个想法是真的（即别人的确会认为我的发言很笨拙，认为我没有能力，也确实会嘲笑我），并选择按照这个想法行动（即找个借口不发言），就意味着我在想法面前失去了自由，也背离了自己的目标。如果我坚定地要实现自己的目标，就可以选择不理会这个想法，即虽然脑子里有这个想法，但我仍然选择继续上台发言，这就是没有被想法控制的自由。如果我在发言的过程中感到非常紧张害怕、心跳加快、脸红出汗、说话不流畅，且因此而选择草草收场、提前结束发言，我就是被情绪控制，失去了自由，也远离了美好的目标。我也可以选择不管这些情绪，继续我的发言，哪怕并不流畅自如，但只要我完成了发言，我就是自由的，我就实现了自己的美好目标。

不被想法控制的自由

想法的实质是什么？**想法是以概念为基础，按照语法规则组织起来的语句。**有限的概念和语法规则可以组织成无限多的想法。记忆是想法产生的前提。有一种理论认为，概念是以结点的形式储存在大脑的网络结构中的。我们可以根据语法规则，在两个原来没有联系的结点之间建立联系，形成新的想法。若用建筑来比喻，那么储存在记忆中的概念类似建筑所需要的原材料（比如，砖头、瓦块、钢筋、玻璃等）。语法规则类似水泥等黏合剂，可以把不同的原材料组合在一起。使用相同的原材料可以建造出各种各样的建筑物。最初概念是以独立的结点形式储存在我们的大脑中的，比如妈妈、爸爸、苹果、玩具、死亡、游戏、红色、衣服、开水、烫、疾病、疼、红灯，等等。人类对语法规则有一种先天的习得功能，在掌握了语法规则之后，就可以将不同的概念组合成各种各样的想法。比如，妈妈吃苹果、爸爸玩游戏、开水很烫、宝宝穿衣服，等等。我们无法用头脑中不存在的概念产生想法。无论吴承恩有多么超常的想象力，他也只能想到孙悟空拿着一根可长可短可粗可细的金箍棒，而无法想象出孙悟空端着一把冲锋枪。他只能想到人身上长个猪脑袋的猪八戒和人身上长个牛脑袋的牛魔王的形象，而无法想象出变形金刚。在 1981 年艾滋病被公开报道之前，世界上不会有人能产生"我可能会得艾滋病"的想法,因为在人们的大脑中并不存在"艾滋病"这个概念。仅仅约两年后,便诞生了世界上第一例恐惧艾滋病的强迫症患者。**人们经常受困于自己的想法,所有想法其实都是已储存在大脑中的概念之间建立的联结而已,可见想法不一定等于事实。**如果一个人的头脑中储存有"妈妈"的概念和"车祸"的概念,那么在这两个概念之间建立起联结——"妈妈会出车祸"——就不足为奇了。

在头脑中的一个概念被激活之后,我们紧接着会想到什么,取决于哪个概念和这个被激活的概念联结得最紧密。比如,看到狗后,有人会想到忠诚,有人会想到金毛,有人会想到警犬,有人会想到导盲犬,有人会想到狂犬病,有人会想到死于狂犬病的叔叔,有人会想到一段甜美的爱情。可见,在"狗"这个储存在头脑中的概念被激活后,具体会产生什么想法对于每个人来说是不同的,因为在每个人的头脑中和"狗"这个概念关系最紧密的概念是不同的。在有的人的头脑中,"狗"和"忠诚"这两个概念的联结最紧密;在有的人的头脑中,"狗"和"狂犬病"这两个概念的联结最紧密。

我们可以把储存在不同结点的两个概念比喻成两座分离的独立城市,最开始在这两座城市之间没有路相连,后来由于某种原因在这两座城市之间修了一条路。开始的时候路可能很窄,凹凸不平、不易通行。随着通行频率的不断增加,这条路会被压得越来越平滑、越来越顺畅，最后可能会变成一条非常畅通的高速公路。

又如，现在大部分成年人看到"汶川"两个字，就会想到"地震"。在2008年5月12日之前，"汶川"和"地震"这两个概念之间是没有"路"相连的，当日下午2点28分04秒，由于汶川发生了地震，便在我们的大脑中在"汶川"和"地震"这两个概念之间修了一条"路"。由于地震的严重性、救援的困难性、国家的重视度、国人的关心度等原因，关于汶川地震各方面的信息高密度、高强度、长时间地通过各种渠道源源不断地传输进我们的大脑。每一次的信息输入都是在"修路"，都是把"汶川"和"地震"这个两个概念之间的"路"压得越来越平滑、越来越顺畅，以至于"汶川"和"地震"之间的"路"的畅通度远远高于"汶川"和其他概念（比如，和"四川""阿坝州""卧龙保护区"）之间的"路"的畅通度。正是因为如此，当我们看到"汶川"时第一个想到的是"地震"，而不是"汶川位于四川的阿坝州"，也没有想到"汶川有个卧龙自然保护区"。相比之下，绝大多数人看到"九寨沟"首先会想到风景优美、旅游的好去处等，而不太会想到"地震"，尽管在2017年8月8日九寨沟发生了地震，也造成了人员伤亡。这是因为在"九寨沟"和"地震"之间的这条"路"没有"九寨沟"和"美景"以及"旅游"这些概念之间的"路"畅通。

在每个人的大脑中，哪些概念之间会建立起"高速公路"、哪些概念之间的"路"不顺畅、哪些概念之间没有"路"，取决于很多因素。

可见，想法只是概念之间的联结，而不一定等于事实。要想获得不被想法控制的自由，就要先明白一点：**想法不等于事实**。想法并不总是对客观事实的恰当反映。心理健康的人的主观世界和客观世界之间是平衡且和谐的，其主观世界恰当地反映了客观世界的现实和秩序。有心理障碍的个体的主观世界和客观世界是错位的，他们用一连串的想法编织了一个属于自己的主观世界，并生活在这个主观世界里。焦虑的人经常把一些小问题与灾难化的后果建立联结；社恐的人经常把别人的反映与负面评价建立联结；疑病的人经常把身体的不适与严重性疾病建立联结；抑郁的人经常把自己与不可爱、无能、无价值等负性概念建立联结；成瘾的人经常把戒瘾与未来建立联结（比如，"明天我就开始戒瘾"）；强迫的人经常把中性事件与危险建立联结（比如，某人一看到"121"这个数字就想去洗澡，因为他的脑中有"看到121我就会得艾滋病"的想法。这个想法并不是对客观事实的恰当反映，而仅仅是因为12月1日是世界艾滋病日，他就在"121"和"艾滋病"之间建起了一条"高速公路"，而这条"高速公路"的畅通性远远优于"121"和齐步走或跑步的口号之间的公路。因此，他一看到121就会冒出"看到121我就会得艾滋病"的想法）。显然，这个想法不是事实，只是不同概念之间按照语法规则组织起来的语句而已。**想法只要求符合语法规则而不要求符合事实。语法规则的正确性会遮蔽现实的真实**

第 2 章 自由的遮蔽

性！一旦受困于想法，人就失去了自由。

人们往往会认同想法，认为想法就是事实，理由是"这是我自己的想法"。不过，"自己的想法"只能说明这个想法和你有关系，并不能说明这个想法就是事实。就像你可以认为自己是一匹马，但这并不意味着你真的就是一匹马。就算你坚定地认为自己是一匹马，你也不是一匹马。

有这样一个故事：

有一个精神病患者，认为自己是一只蘑菇，于是他每天都撑着一把伞蹲在房间的墙角里，不吃不喝，像一只真正的蘑菇一样。有一天，医生也撑了一把伞，蹲在了患者的旁边。患者奇怪地问："你是谁呀？"医生回答："我也是蘑菇呀。"患者点点头，继续做他的蘑菇。过了一会儿，医生站了起来，在房间里走来走去，患者惊讶地问："你不是蘑菇吗，怎么可以走来走去？"医生回答："蘑菇当然可以走来走去啦！"患者觉得有道理，也站起来走走。过了一会儿，医生拿出一个汉堡开始吃，患者又惊讶地问："咦？你不是蘑菇吗，怎么可以吃东西？"医生理直气壮地回答："蘑菇当然也可以吃东西啦！"患者觉得很对，便也开始吃东西。几个星期以后，这个精神病患者能像正常人一样生活了，尽管他还是坚定地认为自己是一只蘑菇。

通过这个故事我们可以知道，仅仅因为相信某个想法是真的，并不意味着那就是真的。就像故事中的精神病患者相信自己是一只蘑菇那样,并不意味着他真的就是一只蘑菇。又如,我们每次买彩票的时候都可以想"这次我能中 500 万",但那只是个想法而已,我们并没有每次都中 500 万。对于有些事情,我们会把结果想得很糟糕,但等结果出来,又会发现结果并没有之前预想的那么糟糕。

春秋战国时期,杞国有个人整天吃不下饭、睡不着觉,整天都处于恐惧和焦虑之中,因为在他总是担心:"要是天塌下来怎么办?天上的日月星辰掉下来砸到我怎么办?地陷下去怎么办?"

这个人把大脑中的想法当成了事实,所以废寝忘食地焦虑。2000 多年过去了,他担心的事情并没有发生,可见他的担心仅仅是他头脑中冒出来的想法而已,并不是事实。假设他认为他的想法是事实,他买来钢筋水泥和砖头,想修一根既足够结实又足够高的柱子,这样他就可以躲在柱子下面,天塌下来的时候柱子可以把天撑住,他就不会被砸到了。只要他冒出这些想法,他就开始修柱子,年复一年……这个行为多么疯狂!当我们受控于那些不切实际的想法时,我们的行为和杞人修柱子的行为一样疯狂!社恐的人因为想法而无法与人交往;焦虑的人因为想法而忧心忡忡;强迫的人因为想法而反复重复;抑郁的人因为想法而郁郁寡欢;失眠的人因为想法而无法入睡……从本质上说,这和杞人忧天没什么区别。

要想获得不被想法控制的自由,就需要练习格想法。所谓"格想法"，就是要研究清楚自己的想法是不是事实或者是否能导向美好。把自己当作局外人，把想法当作头脑中收到的信息，只是看着这些想法而不陷入想法之中。我们可以把大脑比喻成一条马路，把想法比喻成马路上川流不息的车辆，或有意义或无意义的想法不停地来来去去。大脑就像一条繁忙的交通线，而且始终处于高峰期。**"格想法"就是要对大脑（繁忙的交通线）中的想法（过往的车辆）保持觉察。**在这个过程中，不要被任何一辆车辆吸引，只是抱着平等心觉察每一辆过往的车辆。不要对任何车辆进行分析和判断，只是观察它们而已。同理，**对于想法也只是觉察它们，不要去分析、思考、回答它们。**

格想法会经历以下五个阶段。

- **第一个阶段**。在一连串的想法产生后又消失了，你才觉察到。比如，一群牛从你眼前走过，直到整个牛群全都走过去了，你才觉察到刚刚走过了一群牛。在牛群经过的时候，你没有站在牛群之外观察牛群。你被一连串的想法带走了，你迷失在了想法中，所以你无法觉察到这些想法。

- **第二个阶段**。在一个想法产生后又消失了，你才觉察到它。比如，有一头牛从你眼前走过，当你的视野中只剩下牛尾巴时你才觉察到。当产生想法的时候，你并没有真正地觉察到想法；直到想法快要消失或完全消失的时候，你才觉察到它。也就是说，你注意到了牛尾巴或注意到刚才有一头牛即将走过去或已经走过去了。这是"格想法"的第二个阶段——是一头牛而不是一群牛。

- **第三个阶段**。当一头牛在那里的时候，你看见了牛的身体，不是牛尾巴也不是牛已经完全走了过去。这时你的觉察力提升了，当你觉察到牛身体的时候，牛尾巴就不会出现了。当一个想法正在发生的时候，你觉察到了这个想法，那接下来的想法就不会出现了。想法就会在这里消失，虽然你清楚地知道后面还有牛尾巴，但牛尾巴不会出现了。虽然你知道这个想法的下半部分是什么，但下半部分不会再出现了。

- **第四个阶段**。牛还没有真正出现，但它即将出现，不是牛尾巴也不是牛的身体，而是牛的头部。牛刚刚要露出头部，你就觉察到它，于是牛就不会出现了。也就是说，当一个想法还没有产生但即将产生时，你觉察到它，那么这个想法就不会再出现了。不过，这时你还不是真正的平静，你明显能感觉到背后还有暗流在涌动，你知道后面还有一群牛，虽然这群牛没有出现，但你能明显地感觉到还有一群牛在那里躁动不安。

- **第五个阶段**。牛没有出现，后面也没有牛群要出现。在这个阶段，你将真正感受到内在的宁静。这是一种真正的宁静——一个想法走了，另一个想法还没到来，后面也没有想法要出现，这其间便有一个空隙。就像一片白云飘走了，另一片白云还没有飘来，天空中便会有空隙。在这些空隙中，你会生平第一次出现没有任何想法的状态，第一次体会到没有任何想法的宁静。在这些空隙里，天空突然变得晴朗了，阳光普照大地。世界突然充满了美丽的色彩，因为所有的障碍都已经扫清。你可以看得非常清晰，你可以透视一切。开始的时候，只有很少的几个空隙，间隔的时间很长，出现的次数很少。这些能让你体会到真正的宁静的空隙会出现，也会消失。当想法闪过时，你要觉察它；当空隙出现时，你也要觉察它。就像阳光是美丽的，云彩也同样美丽。你不能说"我只喜欢空隙"，因为你这是在贪爱；你是在抵制那些你不喜欢的想法，这是嗔恨。这样一来，那些空隙就会消失。只有当你抱着平等心，如实地觉察并愿意经历当下的实相时，它们才会发生。它们会自然地发生，你不能强求它们发生。让想法自由来去——无论它们想去哪里，都没错！不要尝试去操纵它们，不要尝试去指引它们；让想法完全自由地穿梭。这样一来，就会出现较大的空隙，有时过了几分钟都没什么想法出现，也没有出现内部的交流和分析——这是一种全然的宁静，没有任何打扰。当出现较大的空隙时，人的内在天性就会呈现出来，这是一种全然的善，一种对万物无法言表的感动和爱！

很多人希望能够控制自己的大脑，希望大脑只出现好的想法而不出现不好的想法。没有人可以完全控制自己的大脑只想什么、不想什么。一旦有这种要求就会陷入痛苦。如果把大脑比作一个房间，你若在房门上贴上一张写有"禁止长得不好看的人入内"的纸，就会时刻提防着有不好看的人闯进来。也就是说，你会一直处于防御状态。然而，这并不能真的把长得不好看的人阻挡在外，他们还是有可能会进来。一旦他们进来，你就会感到害怕并且想尽办法把他们赶出去，这样你就受到了想法的控制，失去了自由。你需要把房门敞开，允许任何人进进出出，不邀请也不拒绝。无论什么样的人进来了，你都仅仅是"知道了"，然后做你该做的事情就可以了。

事实上，**想法没有好坏之分，它只是心理事件而已**。马路不会因为开过去的是一辆保时捷汽车而产生贪爱喜欢，也不会因为上面行驶的是垃圾清运车而产生嗔恨厌恶。**我们也不要对自己的不同想法产生分别心**。"我活不到明天"的想法和"我能活到120岁"的想法没有区别；"别人会嘲笑我"的想法和"所有人都喜欢我"的想法同样不符合事实；"我明天会破产"的想法和"我明天会成为世界首富"的想法都只是妄念。我们既不需要拒绝出现在头脑中的任何想法，也不需要邀请任何想法。既不要谴责，也不要赞美，只要保持觉察就好。看着想法，它们来，就像云飘来；然后它们离去，就像云飘走。让它们来，让它们去，不要挡住它们的路。云朵飘来的时候，天空不会受到影响，同样，我们也不要被自己的想法所影响。

要想修炼格想法的功夫,可以按照以下步骤进行。

格想法功法

- 选境。找一个可以暂时不被打扰的、安静舒适的空间。关掉手机或者将手机调成静音模式。坐到一个舒服的位置上,然后轻轻地闭上眼睛。
- 调身。正襟危坐或盘坐,把身体调整到确定、放松、清醒、有尊严的姿态[1]。
- 调息。把呼吸调整到静、顺、细、长[2]。
- 把注意力放在呼吸上,觉察呼吸一两分钟。
- 在你的心相对稳定后,不再关注呼吸,而是尽可能地专注于你头脑中的想法。当它们在你的头脑中经过并最终消失的时候,觉察这些想法。无须让想法产生或消失,只需让它们自然地产生或消失就可以了。介绍一种很有效的方法:想象你的想法是你的手机收到的信息。你坐在那里,看着手机屏幕,等待着想法或影像出现在屏幕上。在它产生后,你就去觉察它——它"在屏幕上",然后它离开了,就好像

---

[1] 所谓"有尊严的姿态",是指严肃、恭敬的体态。
[2] 对应王阳明弟子王畿(号龙溪)提出的"调息法":"息有四种相:一风、二喘、三气、四息,前三为不调相,后一为调相。坐时鼻息出入觉有声,是风相也,息虽无声,而出入结滞不通,是喘相也;息虽无声,亦无结滞,而出入不细,是气相也;坐时无声,不结不粗,出入绵绵,若存若亡。"

它只是路过一样。

- 每当你觉知到头脑中有想法升起时，就像读手机收到的信息一样，在心里把这个想法复述一遍。在复述之前，加上这样的一句话："大脑收到了一条信息，说……"比如，你出现了"别人会嘲笑我"的想法，你在觉察到这个想法后在心里复述："大脑收到了一条信息，说'别人会嘲笑我'。"

- 复述想法后，给这个想法贴标签。这么做可以破除我们对自己的想法的认同，让我们能够认识到想法只是想法、心理事件而已，而不是对客观事实的恰当反映。因此，这么做的目的是让我们不被这些想法控制，不与这些想法纠缠。比如，给社恐的想法贴上"自我否定"或"自我怀疑"的标签；给焦虑的想法贴上"夸大危险"或"杞人忧天"的标签；给抑郁的想法贴上"过度悲观"的标签；给"明天我就开始戒瘾"的想法贴上"自欺欺人"或"寒号鸟"的标签；给强迫的想法贴上"大海捞针"或"水中捞月"的标签。如果你对某些想法不知道该贴什么标签，那么只需贴上"念头"或"杂念"的标签就可以了。

- 贴上标签后你可以核查一下，看看贴得是否合适。如果合适，你的心理和身体就会发生一些微妙的变化。标签没有对错之分，只要你自己感觉合适就可以了。

以下为格想法功法的修炼要点。

- 你的目的只是去觉察这些不断升起又消失的想法，而不是去分析或回答它们。觉察到它们后,再在心里复述一遍,然后给它们贴上标签。其他的什么都不需要做。

- 你会不断地被想法带走,然后不自觉地去分析、回答或继续思考,这样就会继续迷失在想法中。哪怕这个过程反复出现也是很正常的,并不意味着你有什么错误或失败了,因此你不必为此感到气馁和沮丧。你只需在意识到自己被想法带走了时,重新把自己拉回到观众席上,继续觉察你的想法并复述它,再给它贴上标签就可以了。
- 在开始练习贴标签时,你可能会觉得这么做很麻烦,因为这会让你的头脑更加忙碌。别着急,只要慢慢练习,你就能越发娴熟,从而达到"念起即觉,觉已不随[①]"的状态。
- 这个练习没有成功与失败之说,没有做的对与错之说,也没有做得好与不好之说。无论在练习的过程中发生了什么,都是正常的,不需要去判断,只需频繁而有规律地练习即可。
- 每天安排固定的时间进行刻意练习,每次至少持续练习30分钟。
- 即使是在非刻意练习时间,如果出现了干扰自己的想法,也可以及时觉察它并为它贴标签。

[①] 也有"觉而不随"或"觉即不随"的说法。

很多时候，我们的想法是对客观事实的恰当反映，是现实生活的需要。我们必须看清楚头脑中的想法，并选择认同哪些想法、不认同哪些想法。如果认同了不该认同的想法，或者没有认同该认同的想法，生活就会陷入混乱甚至危险。比如，我在买了一张彩票后，头脑中出现了这样的想法："这次我会中500万，我要好好地庆祝一番。"如果我认同了这个想法并按这个想法去行动——打电话预订饭店，通知所有的亲朋好友本周末因我中了大奖而请客吃饭，还分别去售楼处和车行订房、订车……就是认同了不该认同的想法。你可以想想，如果我真的这么做了，那么接下来会发生什么？同样地，如果不认同该认同的想法，那么结果也不太好。比如，我在早上出门的时候看见天空阴云密布，好像马上要下雨了，于是我的头脑中出现了一个想法："我还是带把雨伞吧。"如果我不认同这个想法、不带雨伞，就很可能被雨淋，甚至会因此而感冒。这看起来很荒唐，但我们一直都做着这么荒唐的事！社恐的回避行为、焦虑症的安全行为、疑病症的检查行为、强迫症的重复行为、各种成瘾行为、抑郁症的"不行为"……都是这样荒唐的事。

人们应该选择认同什么样的想法、不认同什么样的想法呢？标准是：**认同那些能导向美好的想法、对生活有利的想法、能帮助我们过上理想生活的想法，不认同那些无法导向美好的想法、对生活有破坏作用的想法。**如果想法让我们产生了恐惧、焦虑、自责、后悔、悲伤、绝望等负面情绪，而且我们对这些想法没有任何可以做的有建设性意义的行为，那么这些想法就是不该认同的想法。我们需要给这些想法贴上一个适当的标签，然后不予理会。

如实地觉察是一种不费吹灰之力便能使想法停止的方法。终会有一天，你成功地和自己的头脑分离了，到那时，你想思考的时候就可以启用头脑思考；如果不需要，就可以让它休息。这并不是说头脑不存在了——头脑仍然存在，但你既可以启用它，也可以不去启用它，这就是自由！我们不再是头脑和想法的奴隶，我们成了真正的主人。就如我们的双腿：如果想跑，我们就能启动它们；如果不想跑，就可以让它们休息——腿总是存在的。同样，头脑也总是存在的，只是，**我们成了头脑的主人，而不是让头脑成为我们的主人。**

不被情绪控制的自由

影响我们的不仅有想法，还有情绪。想法往往是情绪产生的原因，我们能够看清想法，情绪也会发生变化。由于有些问题存在的时间比较长，只改变和想法的关系还不够，因此还需要同时调整和情绪的关系——**从被情绪控制的关系转变为与情绪和平共处的关系**。要锻炼和培养不被情绪控制的自由，先要对情绪有一些基本的了解。

情绪的进化学意义

想象一下：你走出家门后看见门前停着一辆汽车，你会害怕吗？如果是一只趴着的老虎呢？相信你在看见汽车后不会害怕，但看见老虎你一定会害怕。据统计，如今每年死在车轮下的人数是死在老虎嘴下人数的几十万倍。对现代人来说，汽车比老虎更加危险，但二者相比，我们并不怕汽车。**我们的情绪是在上百万年的进化过程中遗传下来的，而且这个过程发展得非常缓慢。**与这个漫长的过程相比，汽车的历史仅有100多年，人类的进化尚不能对其做出反应。也就是说，因环境发生变化，尽管现代人类在绝大多数情况下不会再面对野生动物的威胁，但情绪系统的进化并没有跟上，还停留在几万年前，所以我们现在看见汽车不会害怕，但看见老虎会害怕。

有心理学家做过一项这样的实验：

他们饲养了一批猴子，让这批猴子从生下来起就没有看见过蛇和玫瑰花，因此它们对蛇和玫瑰花没有任何记忆——无论是美好的，还是痛苦的。实验人员给猴子播放了两段视频：一段视频是一只猴子被蛇咬到后表现出痛苦惊恐的表情和动作；第二段视频除了把蛇换成了玫瑰花外，其他都和第一段视频完全相同。结果发现，猴子们只需观看一次第一段视频，就会在看到真的蛇时产生恐惧反应；但看过第二段视频后，在看到真的玫瑰花时并不会产生恐惧反应。随后，心理学家让这些猴子连续看了40遍第二段视频，仍然没有哪只猴子在看到真正的玫瑰花后感到害怕。

这个实验有力地证明了情绪的遗传性，也解释了人类为什么怕老虎而不怕汽车。

情绪的一个核心功能是为做出某种迅速行动做好准备。人类为了保证个体的生存和种族的繁衍，慢慢进化出了复杂的情绪系统。我们以恐惧这种基本情绪为例：远古的人类会面临老虎、狮子、猎豹等大型食肉动物的竞争和威胁，当看见老虎的时候，那些无法产生恐惧情绪的人更可能被老虎吃掉。也就是说，长期自然选择的结果是，这部分人的基因最终会从人类基因库中被淘汰掉。

恐惧这种情绪是如何为我们的生存服务的呢？恐惧会引发战斗-逃跑反应，即个体会做好准备，要么进行战斗以解除危险，要么尽快逃跑以逃避危险。无论是战斗还是逃跑，其目的都是要保护个体继续存在。无论是战斗还是逃跑，都要求个体为了付诸行动具备足够的速度和力量，需要个体的身体做好相应的准备。生理组织在短时间内需要更多氧作为能量，并在同时及时清理代谢产生的废物，这要求我们的血液循环必须加快，这又依赖于心跳的速度和力度，因此我们在感到恐惧时，心跳会加快或加强。无论是战斗还是逃跑，起到关键作用的是我们的大块肌肉，因此此时皮肤表面、手指、脚趾等处的血流量会减少，而大块肌肉的血流量会增加。在与野兽战斗的过程中，如果我们会受伤那么一定是皮肤表面最先受伤，所以皮肤表面血流量的减少可以保证受伤时失血量的减少，从而降低死亡的可能性。恐惧时，我们的头部还会出现不舒服的症状，比如头晕眼花、视线模糊、混乱、非真实感等，这也是因为流向头部的血流稍微减少导致的。恐惧时，我们还会出现皮肤苍白、感觉冰冷，尤其是手和脚附近，这也是血流量变化导致的。我们的呼吸也会发生变化，会变得急促，因为此时需要更多的氧。我们在恐惧时还会出汗，这也是有意义的：一是因为蒸发有制冷作用，所以出汗有降温的作用，防止我们在剧烈运动时因为体温过高而崩溃；二是出汗可以使体表变得滑腻，从而不容易被对手抓住，你只需想想用手抓泥鳅的情景就能明白了。恐惧时，我们的瞳孔也会扩张，这样能让更多的光线进入，拓展我们的视野，有利于我们更敏锐地观察到危险。恐惧时，我们还会感觉口干舌燥，因为这时消耗系统的活动会变慢，消化食物所需要的能量此时需要转移到战斗或逃跑上，所以唾液的分泌也会减少。有人在极度恐惧时会被吓得尿裤子或拉裤子，这是为什么呢？想想如果人在战斗或逃跑时背着一个沙袋就必然会影响人的速度，此时大小便失禁就是身体在排除自重，让人可以更轻便、更灵巧地战斗或逃跑。

再来说说悲伤这种情绪。痛苦是有机体生理状况不适的原型反应，悲伤则是痛苦的发展和延伸，是我们失去亲人或重要资源时的情绪状态，这无疑是一种非常痛苦的情绪。人类为什么会有悲伤的情绪呢？这是有意义的，因为人类之所以能进化成功，很重要的一点是成功地进化出了群体合作的能力。我们的远古祖先离开群体是无法独立生存的，群体合作需要有情感作为黏合剂。现代经济社会可能更多的是以金钱或利益作为合作的黏合剂；远古时期的利益则是可以分享到一头野猪的一块肉，保证有食物分配是他们的利益。这和现代社会没有什么本质区别，只是从具体的食物变成了一般等价物而已。悲伤这种情绪就是为这种群体合作服务的，个体从人群的联结中分离或被孤立是痛苦的来源。为避免痛苦和对痛苦的预期，人们会倾向于保持彼此之间的联结，这有利于群体的建立和维持。

原发情绪与继发情绪

原发情绪是对刺激产生的最初始的第一级情绪反应，继发情绪是在面对原发情绪时产生的情绪反应。比如，出于某些原因，我对父母产生了厌恶的情绪。此时"厌恶"是原发情绪，我对原发情绪的反应是"这不应该，父母养育我不容易，我不应该有这样的情绪"，这样就引发了自责、内疚的情绪，自责、内疚便是继发情绪。继发情绪会影响原发情绪的发展方向，因此如何对待原发情绪很重要，因为这会决定原发情绪的走向。恐惧症、惊恐障碍和强迫症都有一个共同特点，就是对焦虑的焦虑、对恐惧的恐惧。惊恐障碍最为典型，人会对惊恐发作时的恐慌情绪非常害怕，要想好转就需要消除对恐慌情绪的害怕,即改变继发情绪。恐惧症和强迫症也是如此,由害怕恐惧焦虑转变为觉察、经历和允许恐惧焦虑。

从前有一个国王,他有三个儿子。老大英俊潇洒、讨人喜欢,在他21岁的时候,父亲在城里为他建了一座宫殿。老二聪明伶俐、人见人爱,在他21岁的时候,父亲也在城里为他建了一座宫殿。老三既不英俊也不聪明,而且待人不友好,不讨人喜欢。在他到了21岁的时候,国王的谋士们说:"城里已经没有多余的空间了。为您的儿子在城外建一座宫殿吧。您可以把它修建得非常坚固,您还可以派守卫去保卫它,这足以抵御那些住在城墙外的外族的袭击。"因此,国王就为老三建了这样一座宫殿并派了一些守卫去保卫它。一年后,老三送信给他的父亲说:"我不能再住这里了,外族太强悍了。"谋士们说:"那就在离城里和外族们20英里①远的地方建一座更大、更坚固的宫殿吧。派更多的守卫去那里,应该可以很容易地抵御外族的袭击的。"因此,国王就按照谋士们的建议又建了一座宫殿,并派了100名守卫去保卫它。一年后,老三又送信来了:"我不能住在这里了,这里的游牧民族太强大了。"谋士们说:"再在离这里100英里的地方建一座城堡吧,一座巨大、坚固的城堡,大到能驻扎500名守卫,坚固到能抵御来自游牧民族的袭击。"于是,国王依言建了这样一座城堡,并派了500名守卫去防守。一年

---

① 1英里≈1.6千米。

后，老三再次送信给他的父亲："邻国的进攻太猛烈了。他们已经攻打两次了,如果他们再发动第三次进攻,我担心我和守卫们都会丧命。"这一次,国王对谋士们说:"让他回家吧。他可以和我住在一个宫殿里。因为我发现即使举倾国之力去远离他、让他待在远方,还不如我学会去爱他。"（Segal, Williams, & Teasdale, 2005）

我们就像这位国王,那些好的、让人愉悦的想法和感受就是大儿子和二儿子,负面想法和情绪则是三儿子,我们派去保卫城堡的守卫的精力本该用在生活上。在过去的很长一段时间里,我们不断地把负面想法和情绪远远地推开,并因此花费了大量的精力,这很可能让我们无法继续正常的生活。如果我们愿意将负面想法和情绪容纳进来,并且只是觉察它们,就不用花那么多精力来对付它们了。我们就可以将守卫派到正确的地方,让其发挥积极的作用了。

情绪是对身体唤醒寻找的特定解释

所有情绪都一定会引发身体反应,这是通过自主神经系统中的交感神经系统的兴奋来实现的。当我们意识到有情绪的时候,身体上会出现一种或多种反应:反胃、恶心、心跳加快、胸闷、呼吸困难、肌肉紧绷、出汗、颤抖、手脚冰凉、胃部下沉、口干舌燥、四肢无力、紧张性头疼、排便,等等。这种普遍性的身体变化被称为"唤醒"。身体的唤醒是所有情绪的核心组成成分,如果没有身体的唤醒,我们就感觉不到任何情绪。单纯的身体唤醒并不能被称为

"情绪",还依赖于我们给这种身体的唤醒寻找的特定解释。

比如,我在体育课上跑了100米,这时我的身体反应是心跳加快、呼吸急促、全身出汗,我给这种身体唤醒找到的解释是"这是跑步造成的",而不会说自己现在有恐惧的情绪。如果我被一条疯狗追着跑了100米,那么此时我对心跳加快、呼吸急促、全身出汗的身体反应的解释会是"我差点被疯狗咬到",并会说"吓死我了",我体验到的情绪是害怕。虽然在这两种情况下我的身体反应是相同的,但在第一种情况下并没有体验到情绪,而在第二种情况下体验到了害怕的情绪,这是因为我寻找的解释不同。

再如,我偶遇自己崇拜的偶像和突然遇到劫匪,身体唤醒的反应也较为相似。但对前者,我的解释是"见到偶像好开心",我体验到的情绪是兴奋;我对后者的解释是"我遇到了危险",所以我体验到的情绪是恐惧。

人被注射肾上腺素后会导致身体的唤醒。在一项实验中,被试在被注射肾上腺素后需要分别与爱开玩笑的人和表情愤怒的人接触。在注射肾上腺素之前没有被告知注射会引发什么反应的被试说,他们在和爱开玩笑的人接触时体验到了开心的情绪,在和有愤怒信号的人接触时体验到了愤怒的情绪;那些之前被如实告知了注射肾上腺素会引起什么反应的被试,在与这两种不同的人接触时几乎没有体验到像变色龙似的开心和愤怒的情绪变化。

想象你在以下两个场景中邂逅同一个漂亮的女孩：一是在一个离水面很近，非常宽敞、牢固的桥上；二是在一个离水面100米高、不停摇晃且看上去十分危险的铁索吊桥上。你认为哪种情景会让你对这个女孩更动心？答案是后者。原因很简单：你在第二种情景下会紧张、出汗、心跳加速，会分泌大量的肾上腺素，因此你可能并不会认为自己出现这些生理反应是因为害怕，而会把它们归到这个女孩身上。

可见，许多不同情绪在身体反应上是非常相似的，差异往往并不显著。你不必对那些负面情绪太过排斥。

恐惧/焦虑≠危险

情绪的加工有两条通路——一条是快速路，一条是绕行路。在一个刺激传入丘脑后会兵分两路，一路直接传输到杏仁核。杏仁核是一个相对较早进化的大脑部位，在情绪反应中起到非常重要的作用，但它不具备精确的鉴别力。情绪刺激从感官经感觉丘脑皮层携带信息首先达到杏仁核，会立即触发先天初略的情绪反应，它倾向于对危险性刺激做出即刻的反应。如果一个情绪记忆存在于杏仁核里，那么以后即使出现与创伤事件相似度很小的刺激，也会让人产生即刻的恐惧反应。杏仁核对刺激进行初略的反应，因为这样可以保证人的反应速度，更有利于生存。想想你过马路时听到汽车尖锐的刹车声，你不会先思考"这辆车能不能成功刹住车""是不是我不用躲也撞不到我""这辆车到底离我有多远""我是否需要快速闪开"等，而是直接快速地跳开了。那些更细微、更精确的反应是由大脑皮层完成的。这个生理机制可以解释"道理都明白，但仍然会焦虑"的现象——因为"道理"需要海马体和新皮质的参与，而刺激信息会先到达杏仁核，所以**情绪可以先于认知而存在**。杏仁核先天的初略情绪反应可以直接激活自主神经系统反应、内分泌反应和行为反应。

当大脑进化到人类的水平，就可以在头脑中想象危险。正常情况下，大脑想象的危险也是以现实为基础的，与现实是匹配的，这样我们就比动物拥有更好的自我保存能力。不过，对于某些人来说，由于成长环境、经历过的社会生活事件等原因，使他们大脑中想象的危险与现实差距越来越大，即便现实很安全，他们也会想到危险。杏仁核无法了解这一切，它仍然按照遇到真实危险那样来做反应。此时，人们的恐惧和焦虑情绪并非对现实危险的反应，而是对大脑想象出来的危险的反应。因为现实是安全的，所以不需要受情绪的驱使进行回避或防御。这时的危险只存在于大脑的想象中，**蹲在脑子里的老虎不吃人**。

要想获得不被情绪控制的自由，就要按照以下步骤进行正心的练习。

正心功法

- 选境。找一个可以暂时不被打扰的、安静舒适的空间。关掉手机或者将手机调为静音模式。坐在一个舒服的位置上，然后轻轻地闭上眼睛。
- 调身。正襟危坐或盘坐，把身体调整到确定、放松、清醒、有尊严的姿态。
- 调息。把呼吸调整到静、顺、细、长。
- 调心。暂时排除杂念，让杂念随着呼气呼出体外。
- 觉察呼吸一两分钟。
- 当你的心相对稳定了，就释放你对呼吸的觉察，然后去想象一件你想解决的经常引发你"不中节"情绪的事情。
- 当你能在身体上觉察到你的情绪时，用下面几个问题把你的情绪具象化。它在哪里？它是什么形状的？它是什么颜色的？它有多重？它摸起来是什么质地的？使这个象征物尽量清晰具体。
- 叩问你的本心："我此刻的情绪反应是否是'中节'的？"如果是"中节"的，就选择以同样"中节"的方式去行动。如果是"不中节"的，就按下面的步骤调节情绪。
  - 找到你对这件事情的认知评价，觉察它，复述它，贴上合适的标签。

- 不要继续想那件事情，把注意力放在情绪在身体里的象征物上，觉察它。
- 把你的身体当成一个容器，让这个象征物慢慢地开始变形、溶解和软化。就像一粒冰糖放在温水里会慢慢地变形、溶解那样。
- 让这个象征物继续变形、溶解和软化，直到你感觉它的形状、重量、质地等变成了你认为"中节"的样子。

正心是《大学》八条目的第四条。"所谓修身在正其心者：身有所忿懥，则不得其正；有所恐惧，则不得其正；有所好乐，则不得其正；有所忧患，则不得其正。"之所以说修身在于正心，是因为心有愤怒就不能够正；心有恐惧就不能够正；心有喜好就不能够正；心有忧虑就不能够正。我极赞同朱熹对此的解释，他说："盖是四者，皆心之用，而人所不能无者。然一有之而不能察，则欲动情胜，而其用之所行，或不能不失其正矣。"（《大学章句集注》）忿怒、恐惧、喜好、忧虑等其他情绪都是人所不能没有的，但如果我们对这些情绪没有觉察，受情绪驱使着去行动，就会失去自由，成为情绪的奴隶。程颐认为"身有所忿懥"的"身"应该写作"心"，我觉得"身"字更准确地表达了情绪的身体向度。本书把《大学》中的"正心"功夫借用过来作为调节情绪的功夫。要把情绪调节到什么程度才是合适的呢？答案要去《中庸》里找。"喜怒哀乐之未发，谓之中；发而皆中节，谓之和。中也者，天下之大本也；和也者，天下之达道也。致中和，天地位焉，万物育焉。"虽然《中庸》里的喜怒哀乐未发与已发不能简单地从心理学意义上来理解，但我此处还是要借用它的心理学含义。"中节"本意是符合音乐的节奏。《淮南子·说林训》里说："使但吹竽，使氐厌窍，虽中节而不可听。"让一个人吹竽，让另一个人按发音孔，虽然也能吹得符合音乐节奏，但却没法听。人为什么会有情绪呢？在《性自命出》里有一段解释"喜怒哀悲之气，性也。及其见于外，则物取之也。"这里的"物"指的是"事"，情绪是由事引发的。这里"中节"的意思可以理解为情绪的性质和强烈程度要符合引发情绪的事情。这就叫作"和"，如果情绪和引发它的事情不匹配不一致就叫"不中节"，就是"不和"。圣人当喜则喜，当怒则怒，同时又能喜怒不失中正，不为情所困，不为忿所惑。颜渊死的时候孔子哭得痛不欲生，跟随的人说："您伤心过度了！"孔子说："真的伤心过度了吗？我不为颜渊伤心过度为谁伤心过度呢？"孔子的这种极度悲伤也是"中节"也是"和"，因为它和引发悲痛的事情——颜渊的死——是符合的。但子夏因为儿子的死而哭瞎了眼睛就"不中节"了，就过度了。所以，正心就是要调节我们的情绪使之与引发它的事情相符合。关于正心的刻意练习要有针对性地选择自己要解决的情绪问题：社恐的人选择能让自己恐惧的社交情境进行想象练习；焦虑的人选择能让自己焦虑的情境进行想象练习；疑病的人选择能让自己害怕的情境进行想象练习；成瘾的人选择能让自己犯瘾的情境进行想象练习；强迫的人选择能让自己恐惧的情境进行想象练习；暴躁的人选择能让自己生气的情境进行想象练习……这可以被称为"选境正心"。正心的事上磨炼是指，在日常生活中遇到自己要克服的问题时进行正心练习。最终要达到随处正心的功效。

正心练习，就是要如实地觉察并完整地经历情绪，然后把情绪调整到"中节"的强度。这不能只从理智或知识层面上去了解，而是需要经由全部身心去体验并领悟。情绪是为躯体唤醒寻找的解释，所有的情绪只不过是身体上的某种感受加上头脑中的一个想法罢了。以前每当有负面情绪升起时，我们就会通过行为来缓解情绪，这样我们就失去了自由，受情绪控制。如果我们愿意将恐惧、焦虑、抑郁包容进来，先研究它们，再看看它们是否合适，是否能导向美好，我们就不会被控制，就能获得自由。

在恐惧、焦虑、抑郁的时候，我们习惯了选择去处理引发情绪的事情。如果我们的情绪是对现实的恰当反应，这么做就是必要的，也是有效的；如果我们的情绪是对自己大脑想象出来的危险的反应，这么做就会适得其反，会让我们的负面情绪持续存在，并让我们回避与人交往、过度地防范风险，或者一遍遍地咀嚼自己的缺点。此时如果处理的是引发情绪的事情，就会有方向性错误，因为问题不在于事情本身，而在于我们的想法和情绪。如果我们一味地处理引发情绪的事情，就会处理完这个又来那个，让我们应接不暇、疲惫不堪。此时应该去处理情绪本身，而不是去处理引发情绪的事情。前者是从身体上觉察、判断和调节情绪。

第 2 章　自由的遮蔽

我们要对情绪抱有一颗好奇心，对于情绪是什么、情绪是否符合情境心怀好奇。无论什么时候，只要产生负面情绪，我们就要立刻问自己"它是个什么？它符合我所处的情景吗"，答案永远都蕴藏在当下身体所出现的感受之中。情绪可以分成两个主要部分——想法和身体上的感受。对于想法，我们通过觉察和贴标签来处理；对于身体的感受，我们通过觉察、判断和调节来处理。负面情绪不是别的，而是身体上的某种特定的感受加上某个特定的想法。焦虑、恐惧、抑郁并不分国籍和文化背景，也不分对狗的恐惧、对疾病的恐惧、对未来的焦虑、对负面评价的害怕、对未来的无望等。**所有的情绪都是身体上的一些感受加上某个特定的想法而已，不同的只是感受的强烈程度和想法的内容**。常见的感受包括胃部和胸部一带的扰动感、心跳加快的感受、肌肉紧绷的感受、肩膀的紧迫感、嘴部的僵硬感、喉咙的阻塞感、反胃及虚弱感，等等。每一次负面情绪袭来时，我们都需要通过以下问题把它具象化：

- 它在哪里？
- 它是什么形状的？
- 它是什么颜色的？
- 它有多重？
- 它摸起来是什么质地的？

你可能从来都没有这么做过，所以起初会感觉无所适从或者做起来很困难，你需要点耐心来慢慢地将你的情绪感受具象化。有个成语叫"怒火中烧",就是将愤怒情绪具象化:愤怒在胸膛里,是圆球状的、火红色的,有好几斤重,摸起来热热的。此外,"如鲠在喉""如坐针毡""如芒在背"等成语都是将情绪具象化的描述。不要成为情绪的奴隶,不要立刻被情绪驱使着去行动,而是了解清楚我们的情绪反应是否和引起情绪的事情相符。如果相符,就选择合适的方式表达情绪;如果不相符,就先把情绪调节到合适的强度。如果每次都能把负面情绪具象化,我们的觉察范围就会拓宽,就可以允许负面的想法和情绪在我们的头脑和身体中自由地流动了,从而发现它们并不是那么难以忍受的。只要能真的安住于情绪的身体感受之上,就可能体会到一种深沉且具有扩展性的宁静和安详。这时,情绪会变得很小,你则会变得很大,会有足够的空间和弹性来调节你的情绪,使之符合你面对的事情。这是自由产生的地方,那儿有一种无边的宁静!

不被各种瘾控制的自由

当我们说某人有烟瘾、酒瘾、毒瘾、网瘾的时候,我们究竟在说什么?人们到底会对什么上瘾?**所有的瘾其实都是同一个瘾——对身体感受上瘾。**所有的成瘾行为都是为了获得某种特定的身体感受。

当我们说某个人有酒瘾时,其实这是不准确的。从表面上看好像是这样,但其实不然。当这个人在喝酒时身体产生了某种特定的感受，他是对这种身体感受上了瘾，一次又一次地想要这种感受，所以他才会一次又一次地喝酒。如果这个人在喝了某种饮料后能引发和喝酒一模一样的身体感受，这个人就可以用喝这种饮料代替喝酒了。让人上瘾的不是酒精，而是那种身体上的感受，只要能引发相同的感受，喝什么就根本不重要。烟瘾、毒瘾和网瘾也是一样，都是对某种特定的感受上了瘾。

瘾被满足时会产生愉悦的感受，瘾得不到满足时会产生痛苦的感受。**成瘾是对愉悦感受的贪爱执取和对痛苦感受的嗔恨厌恶，所有成瘾行为都是受这两种感受同时驱动的。**人们不愿意经历不满足的痛苦感，又渴望获得那种特定的满足时的愉悦感，因此就需要通过成瘾行为来消除痛苦感、获得愉悦感。我们一直都和身体感受保持着紧密的联结，并且一直都在升起习性反应：如果察觉到愉悦、舒服的感受，就会升起贪爱执取的反应；如果察觉到不愉悦、不舒服的感受，就会升起嗔恨厌恶的反应。这是一种习性模式。我们一直是这种盲目模式的囚徒。**所有成瘾行为的根都源于这种习性模式，都源于我们对身体感受的贪爱执取和嗔恨厌恶。**我们的习性反应和眼睛看到的、耳朵听到的、鼻子闻到的、舌头尝到的、身体感受到的、头脑想到的，都没有任何直接关系。也就是说，让我们上瘾的不是这些外在的事物。在我们的眼睛、耳朵、鼻子、舌头、身体、大脑接触外在事物后，身体就会产生某种感受，我们只是去感觉、去体验这些身体上的感受，时时刻刻、日日夜夜地对身体上的感受升起习性反应。在表面的层次上，所有人都会说让我们上瘾的是某些特定的外在事物——烟、酒、毒品、游戏，等等；在更深的层次上，其实是我们对身体感受上了瘾。

所有的身体感受都是不停变化的，没有哪种感受能持续不变。我们需要通过整个身体体验和证明这种变化。世界处于永恒的变化之中，包括物质的和意识的。小到原子，大到整个宇宙，都处于不停的变化之中。原子是化学反应中不可分割的微粒，但它并不是完全静止的，其内部的电子每时每刻都在运动着。我们生存的地球和赖以生存的太阳，以及其他星体内部，也都在不停地发生各种物理、化学的变化，外部也都在不停地自转和公转。宇宙红移现象告诉我们，整个宇宙正在不断地向外扩张。人类社会的科技、文化和意识形态，也都处于不断变化的过程之中。每个独立的生命个体始终处于变化之中：从精子和卵子结合开始，到贯穿一生的物质交换和新陈代谢，再到衰老和死亡。虽然我们不能明显地感觉到这种变化，但想想我们的头发、指甲、时刻都在进行的呼吸，就会明白体内是每时每刻都在变化着的。物质是意识的基础和前提，这一点对于我们的大脑来说也不例外。截至目前还不存在没有脑活动基础的意识活动。从生物物理学的角度来讲，我们的大脑每时每刻都处于活动变化过程中，我们的意识也是每时每刻都处于活动变化过程中。人的身体和意识每时每刻都在变化，这些变化包括我们注意力的转移、情绪的变化、身体感受的变化、兴趣爱好和观念的变化，以及思维内容和思维模式的变化，等等。这种对变化的体悟能让我们变得更有智慧。**对身体感受变化的体悟，是让我们获得不被各种瘾控制的自由的关键。**

通过成瘾行为获得的愉悦感持续不了多久就会消失。不满足的痛苦感很快又会升起，我们就又得通过成瘾行为来满足它。如此反复，越陷越深，瘾头也会变得越来越大。我们需要培养对愉悦的感受不产生贪爱和执取的能力，对痛苦的感受不产生嗔恨和厌恶的能力。对于上瘾的感受，只要不通过成瘾行为来满足它，这种感受就会发生变化。因此，身上的感受对我们非常重要。仅仅在认知层面上的了解并不会改变这种习性模式。

我对葛印卡十日内观的方法做了一些调整后，提出了格感受功法。只要不断修炼，就能有效地改变这种习性模式的运作。

格感受功法

- 选境。找一个可以暂时不被打扰的、安静舒适的空间。关掉手机或者将手机调为静音模式。坐在一个舒服的位置上，然后轻轻地闭上眼睛。
- 调身。正襟危坐或盘坐，把身体调整到确定、放松、清醒、有尊严的姿态。
- 调息。把呼吸调整到静、顺、细、长。

- 调心。暂时排除杂念，让杂念随着呼气呼出体外。
- 在你准备好后，把注意力聚焦在额头左前方（面积约为 10 平方厘米），然后让这个截面延伸至后脑勺，形成一个圆柱形区域。去觉知这个区域内的感受，包括皮肤表面的感受和内部空间的感受。可能是热的感受，可能是凉的感受；可能是紧绷的感受，可能是胀的感受；可能是麻的感受，可能是疼的感受，还可能是跳动的感受……你也可能觉察不到任何感受。不必去寻找什么特殊的感受，也不必去分析你觉察到的感受是不是真实的感受。觉察到什么感受就是什么感受，觉察不到任何感受就是觉察不到任何感受。
- 也许你会觉察到一些你无法命名的感受，那就不要去给它命名。即使是那些你叫得出名字的感受也不必去理会它的名称，你只是如实地觉察感受本身而已。
- 提醒自己做这个练习的目的——不是获得什么特殊的感受，而是对任何感受都保持平等心，不贪爱也不嗔恨。
- 当你在某个部位觉知到感受后，就把注意力移动到另一个部位，去觉察相邻部位皮肤表面和内部空间的感受。按照这样的顺序移动注意力：脸部、脖子、右肩膀、右上臂、右胳膊肘、右前臂、右手、左肩膀、左上臂、左胳膊肘、左前臂、左手、胸部、腹部、小腹部、盆腔、右大腿、右膝盖、右小腿、右脚、左大腿、左膝盖、左小腿、左脚。一部分一部分地觉察皮肤表面和内部空间的感受。不要遗漏身体的任何一个部位，对全身进行一次觉察大约需要15~20分钟。

- 完成从上到下的扫描后，将身体的内外部作为一个整体来觉察一两分钟。然后，再从脚到头，逆向去觉察你身体的各个部位。接着，再次将身体的内外部作为一个整体来觉察一两分钟。

- 也许你会发现有时觉察不到任何感受，这很正常，这并不意味着你有什么错误或者失败了。你可以在这个部位停留一会儿，如果还是没有任何感受，就去关注下一个部位。对于这个没有任何感受的部位，你只需知道你觉察不到任何感受就可以了。

- 在你觉察某个部位时，可能会有别的部位有一些很明显的感受（比如，腰部或腿部很麻或很疼，或者脸上的某个地方很痒）。你可能会被这些明显的感受转移注意力，让你不再关注你想要觉察的部位。此时，你只需不再关注这些感受，温柔地把注意力集中到你需要觉察的部位上来。

- 每当你发现你的注意力被其他部位强烈的躯体感觉带走，或是因为其他原因而离开了对此刻身体感受的觉察，就温和地把你的注意力再一次集中到你正在觉察的部位上来。

- 如实地去觉察身体感受的本来样子，而不是你想要的样子。你只是去觉察，而不参与其中。

- 这个练习没有成功与失败之说，没有做得对与错之说，也

> 没有做得好与不好之说。无论在练习的过程中发生了什么，都是正常的，不需要去判断，只需频繁而有规律地练习即可。
> - 每天安排固定的时间进行刻意练习，每次至少持续练习30分钟。

如何才能戒除各种瘾呢？就是培养愿意经历身体感受的能力，**对任何身体感受都保持觉察，既不贪爱任何身体感受，也不嗔恨任何身体感受**。我们一直都对身体感受保持联结并产生习性反应，这是一切成瘾行为的根源，只要愿意去经历，就能彻底地解除这个根源。

如实地觉察身体呈现出来的本来样子，而不是你想要的样子。我们以痒的感受为例。痒的感受升起后，如果你升起了习性反应，就会开始抓痒；同理，如果不满足的感受升起了，就会升起习性反应，从而采取成瘾行为。如果你不去抓痒，只是觉察并愿意经历痒的感受，就会发现痒的感受越来越强，然后消失了。所有痒的感受都不会是永恒存在的，它在升起后迟早会消失。我们只需静静地觉察并愿意经历这一切正在发生的现象就可以了。成瘾的感受也是如此，即并不是永恒不变的，而是升起后又消失的。我们不需要通过成瘾行为去满足某种身体感受，只需静静地觉察并愿意经历这些感受的升起、发展、增强，然后消退直至消失就可以了。成瘾行为是一种习得的习性反应。在对瘾产生渴望后，只要不升起习性反应去满足这种瘾，对瘾的渴望就会消失。如果我们对不满足的痛苦感受不升起习性反应，仅仅是觉察和愿意经历它们，旧有的各种瘾就会浮现出来，然后消失。旧有的各种瘾浮现出来时会引发一种感受，比如酒瘾上来时你不喝酒就会带来一种难受烦躁的感受，这是一种对喝酒带来的身体感受的强烈渴望。只要我们对这两种感受不升起任何的习性反应（即不喝酒，仅仅只是觉察并愿意经历这两种感受），你就会发现，只需一顿饭的工夫，想喝酒的感受就消失了。如果每次想喝酒时都像这样不升起习性反应，一顿饭的工夫想喝酒的感受就会消失，就意味着酒瘾这种旧习减弱了。长此以往，你的酒瘾被戒除了，你便获得了自由。对于其他的各种瘾来说也是同样的道理，戒除的过程也是一样的。

我们都无法选择只觉察自己想要的感受，只能是按照感受的本来样子去觉察并愿意经历，而不是把感受变成想要的样子。成瘾行为就是不能经历当下这种不满足的感受，就是为了把感受变成想要的样子。任何瘾头升起的时候，我们都会在身体上升起不满足的感受、难受的感受、渴望的感受，我们不喜欢也不耐受这种感受，所以才会通过成瘾行为把这种感受变成想要的愉悦的感受、满足的感受、兴奋的感受、过瘾的感受，这便是各种瘾持续存在的原因。我们需要借由对身体感受的觉察来培养愿意经历的能力。这些不满足的感受也只不过是某种强烈的身体感受而已，它们会升起也会灭去。只需如实地去觉察并愿意经历这些感受，而不实施成瘾行为，**我们就能在最终摆脱所有的瘾**。无须刻意地寻求某种特殊的感受。无论身体升起什么样的感受，都只是觉察并愿意经历，而不升起习性反应。各种瘾一次一次地浮现出来，继而消失，只要不升起习性反应，我们就是在摆脱它了。这样我们就从成瘾行为中得到了解脱，获得了不被瘾头控制的自由。我们的整个生命会因此而发生深刻的变化。意愿经历分为以下八个层次。

- 第一个层次：**完全不愿意经历**。哪怕是忍耐一会儿都觉得无法做到，必须马上通过成瘾行为来获得满足，否则根本没有办法做其他事情。

- 第二个层次：**不愿意经历**。对不满足的身体感受只能忍受很短的时间（从几分钟到十几分钟时间），之后还得通过成瘾行为来获得满足。没有满足之前无法做其他事情。

- 第三个层次：**有点不愿意经历**。对不满足的身体感受可以忍受相对较长的一段时间（一至两个小时），且在这段时间内很难去做一些自己该做的事情。如果一两个小时之后仍有不满足的身体感受，就还得通过成瘾行为获得满足。

- 第四个层次：**勉强愿意经历**。虽然还是希望不满足的感受不出现，但明白通过成瘾行为来获得满足是不对的，只会越来越严重，所以可以不通过成瘾行为获得满足。可以带着不满足的感受勉强做一些事情，但受感受的影响很大。

- **第五个层次：有点愿意经历。** 虽然觉得这种不满足的感受不好忍受，但知道正确的方向，知道不能通过成瘾行为获得满足。因此，可以允许它存在，能做自己该做的事情，受感受的影响中等。
- **第六个层次：愿意经历。** 知道这种不满足感是对身体感受上了瘾，并且是会变化的。可以允许其存在，等待其按自己的规律发展变化。不通过成瘾行为获得满足，而是做自己该做的事情，受感受的影响很小。
- **第七个层次：完全愿意经历。** 可以允许这些不满足的感受自由来去和停留，可以友善地关注、温柔地包容。在经历这些感受的同时可以做自己该做的事情，而不受这些感受的影响。
- **第八个层次：无须经历。** 当你在第七个层次待得足够久后，就会发现那种不满足的感受不会再来了。

与其受感受的驱使采取各种成瘾行为，封闭了内心，窄化了生活，不如反过来拥抱它们、经历它们。只要持之以恒正确地练习，迟早就会达到没有任何瘾的阶段。

第 3 章 责任的异化

> 为人君，止于仁；
> 为人臣，止于敬；
> 为人子，止于孝；
> 为人父，止于慈；
> 与国人交，止于信。
>
> 《大学》

"异化"在西方最早出现于《圣经》之中，它的产生受到《圣经》中"偶像崇拜"的启示。所谓"偶像崇拜"，是指人匍匐于人造的偶像之下，对偶像顶礼膜拜，听从偶像的差遣，从而丧失了自我。偶像成了独立于人的存在，控制奴役着人。因此，偶像崇拜具有异化的性质。19世纪，黑格尔系统建立了"异化理论"，在他1807年出版的《精神现象学》（*Phänomenologie des Geistes*）一书中，第一次把"异化"作为哲学术语来使用。"异化"是指客体与主体的一种对立状态，即主体在实践活动中产生的客体脱离了主体，变成一种外在的异己力量，反过来又控制、支配和统治主体。马克思主义哲学认为，异化是人的生产及其产品反过来统治人的一种社会现象。此处使用的"异化"不是其哲学的本来含义，而是假借过来指某事/物逐渐偏离自身，趋向于成为他者的过程及结果。

责任是关系本体论的必然要求，是关系本身对处于其中的个体提出的要求。**责任不是对对方负责，而是对关系负责；责任不是对**

他者的回应，而是对关系的回应。以一对夫妻为例，我们要对夫妻关系负责，而不是对配偶负责，不管我们和谁结婚，不管我们的配偶是谁，只要我们进入夫妻关系就应当为夫妻关系负责。同理，只要我们有了孩子，无论孩子是男孩还是女孩，我们都要对亲子关系负责。"对关系负责"意味着一个人只要在关系中就需要对这种关系负责，而不管关系中的另一方是否履行了责任。即使对方没有履行责任，只要我们仍然处在关系中就应该为关系负责。比如，夫妻关系中的一方没有履行忠诚的责任，只要没有离婚，另一方就仍然应该履行忠诚的责任，这是夫妻关系的要求。关系的要求不会因为其中一方、双方甚至所有方都不履行责任而放弃它本身的要求。以夫妻关系为例，就算夫妻双方都没有履行忠诚的责任，但它仍然不会改变或降低对夫妻双方需要保持忠诚的这种要求。我们为什么要负责？因为我们处在关系中。处在哪种关系中，就应当为那种关系负责。康德曾说："每一个在道德上有价值的人都要有所承担，不负任何责任的东西，不是人而是物。"责任是人之为人的本质之一，是关系性个体存在的基本方式（况志华，叶浩生，2008）。

责任的异化是指个体不再认为责任是对关系理应承担之物，而认为责任是一种压力、束缚或一种道德绑架；或认为责任的前提是关系中的对方应首先履行责任；或认为责任与关系无关，完全是由个体自我意愿决定的。依靠科技征服和改造自然及人本身、资本主义和消费主义、城市化，使得人与人越来越疏离，自然与人都越来越成为对象和手段,责任不断被异化,这将导致人们不再负责,进而使得个人、社会乃至整个宇宙都会生病。

关系本体论

"有天地,然后有万物;有万物,然后有男女;有男女,然后有夫妇;有夫妇,然后有父子;有父子,然后有君臣;有君臣,然后有上下;有上下,然后礼义有所错。"(《易经·序卦传》)这不仅是万物生成论,万物(包括人类文明)最初都产生于天地的互动关系。"惟天地,万物父母"(《尚书·周书·泰誓》);"天地者,万物之父母也"(《庄子·达生》)。我们也可以认为是关系本体论,即万物的本质是关系,实体产生于关系,关系先于实体。图3–1网络结构中的点和线是其形象的比喻。

关系本体论认为实体是网络中的点,这些点作为无数条线(关系)的交叉点而存在。交叉点(实体)的存在是由不同线(关系)相交形成的,如果没有线(关系)就不会有这些交叉点(实体)。西方本体论研究则逃不脱实体概念的限制。从古代哲学的宇宙本体论到中世纪的神性本体论,直到近代的理性本体论,无论怎么变化,一种独立不倚的实体存在始终是西方本体论的根本(孙向晨,1998)。直到晚近西方哲学界才开始有人关注关系,出现了一些关系本体论。马丁·布伯(Martin Buber)是关系本体论的代表人物,他认为关系的存在先于自我的存在，而且自我与世界也并不是对立的关系，而是互相构成、互相成就的。

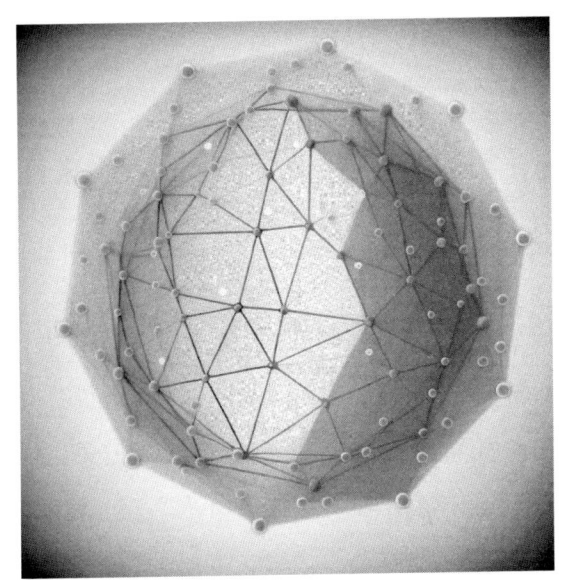

图 3-1　关系本体论模型[①]

宇宙的存在和运动最主要的决定因素是四种力（引力、电磁力、弱相互作用力和强相互作用力）在不同尺度下的不同作用方式。力是物体间的相互作用，也可以认为是物体间的某种相互关系（葛先辉，2024，私人交流）。可见，构成宇宙的基本元素及宇宙的运动都是关系的产物。由这些基本元素的不同关系组合进而形成分子，再由分子的不同关系组合形成各种物质，各种物质的不同关系

---

① 此图片由丁帅杰借助人工智能软件 Stable Diffusion 生成。

组合形成了丰富多彩的宇宙。所有这些宇宙万有之间,按照四种力的不同作用不断演化。由此可以认为,宇宙的本体是关系。这也符合格林函数所描述的宇宙。

作为宇宙本质的关系具备这样的属性:一体性、互在性、厚薄性。

一体性

一体性是指宇宙万有之间的关系是同属于宇宙大全这个整体的,即万有是同一个整体的不同组成部分。程颢说:"仁者,浑然与物同体。"他用医学中的"麻木不仁"来解释这种一体感。"麻木不仁"的意思是肢体麻木没有感觉,"不仁"就是没有感觉。一个人的整个身体本是气血贯通的,如果某个器官的气血不能贯通了,人就无法感应到这个器官了,就感觉这个器官不属于自己了。如一个人的手足没有了感觉,就说明这个人的手足气血不通,和整个身体的某种关系中断了,不再有一体感了。"医书言手足痿痹为不仁,此言最善名状。仁者,以天地万物为一体,莫非己也。认得为己,何所不至?若不有诸己,自不与己相干。如手足不仁,气已不贯,皆不属己。"(《二程集》)王阳明的弟子曾经问他,人与万物都是异体的,怎么会是一体的呢?王阳明指出,从"感应之几"(即心与物的感应)上看,岂止是人与禽兽草木同体,甚至与天地鬼神也是同体的。人往往被自己的身体这个躯壳限隔了,不能与天地万物相通。其实，人心与天地万物"便是一气流通的，如何与他间隔得"（《王阳明全集》）。

用我们的身体来类比说明，即我们的手与脚之间、鼻与口之间、脚趾头与头发之间、耳朵与屁股之间、心与小肠之间、胃与喉咙之间……因为它们同属于我们的身体，所以它们的关系就是一体的。同理，宇宙中的万有也都是一体的。虽然我们不敢说宇宙是一个巨大的生物体，抑或是某个更大生物体的大脑，但可以认为宇宙是一个相互关联、生生不息的有机整体。宇宙万有之间的关系都是一体的关系。虽然马里纳亚海沟里的鱼无法感知到喜马拉雅山头上的雪，但这并不能说明它们之间不是一体的关系。就像我们的牙齿无法感知到我们的肾，但二者仍然是一体的关系。

一体性打破了主客、内外的界限。人与万有不再是对立的关系，不再是认识与被认识的关系，不再是利用与被利用的关系，不再是征服与被征服的关系，不再是改造与被改造的关系，而是完全统一了的一体关系。

互在性

互在性是指关系中的双方或多方是相互生成、相互成就、双相互动、彼此渗透的一体共生关系。与存在主义认为的共在于世（共在于世认为人与人是共同存在于世的，但每个人仍是独立的个体，人与人之间是边界清晰的）不同，互在于世认为人与人之间不是孤立的，每个人的本性中还蕴涵有他人。不是我-你的关系，而是我中有你、你中有我的关系，这很像太极图，既边界清晰又相互内在。

我国心理学家朱滢教授关于自我的实验研究，发现中国人的自我与西方人的不同，尤其在躯体外自我方面更为明显。脑成像研究结果显示我国人的"母亲"是自我的一部分，在自我结构中，母亲的圆圈与自我圆圈有交叉；在西方人的自我结构中，母亲的圆圈与自我的圆圈是分离的（朱滢，2007）。

不仅人与人是互在的，人与物、物与物也是互在性关系。宇宙万有中没有任何一物是能够自我生成、自我成就的，也不存在任何一物是不和他物互动渗入的。金岳霖先生曾说："如果意识到我们与宇宙和宇宙内所有的事物根本上是合一的，我们就会产生这样一种感觉，即我们真的可以被认为是全体地充塞于时空的，只是这种感觉并不给常人以任何满足。而对于一颗哲学的心灵来说，这种感觉是慰藉性的，因为正是这种感觉让他产生对于周围事物的普遍的同情。""如果一个人认识到所谓的自己不仅与其他人相互渗透，而且也与其他动物、其他东西相互渗透，他就不会因自己是一个特殊的自我而过于兴奋了。这种认识会使他感觉到自己与世界和世界内的一切事物都是一体的。由此，他就会养成对事物的普遍同情。"（《金岳霖文集》）金先生把这种合一和相互渗透性当作"普遍同情"

产生的前提。在此,我把互在性和一体性作为当然之责的理据。

厚薄性

一体性和互在性并不是独立性的消解,而是独立性的无限扩大。就像我们的肝和胆,它们是一体的也是互在的,但并不是说它们是相同的、没有区别的、可以相互替代的,它们仍然是不可相互替代的不同的身体器官。厚薄性是指以每一个独立的宇宙万有为中心,其他万有与之的关系并不是同等重要的。就像我的心脏和我的耳朵,若以主体我为中心,心脏与我的关系就要比耳朵与我的关系更重要,因为没有了耳朵,我仍然可以继续存活,但没有了心脏,我就将死去。王阳明在回答门人黄勉之关于厚薄的问题时说:"惟是道理自有厚薄。比如身是一体,把手足捍头目,岂是偏要薄手足?其道理合如此。禽兽与草木同是爱的,用草木去养禽兽,又忍得?人与禽兽同是爱的,宰禽兽以养亲,与供祭祀,燕宾客,心又忍得?至亲与路人同是爱的,如箪食豆羹,得则生,不得则死,不能两全,宁救至亲,不救路人,心又忍得?这是道理合该如此。"(《传习录》)这种厚薄性并非仅由单纯的时间久远或空间遥远决定(尽管时空的远近起着重要的作用),还由心理情感的亲疏浓烈程度决定。厚薄性决定了我们对不同关系的情感态度和责任大小。孟子曰:"君子之于物也,爱之而弗仁;于民也,仁之而弗亲。亲亲而仁民,仁民而爱物。"(《孟子·尽心章句上》)这里的"物"指的是非人的存在，朱熹将其解释为禽兽草木。"爱"有爱惜、保护、赞育[①]之意，不仅是朱熹理解的取之有时、用之有节之意。"仁民"的"民"现在可以理解为人，即我们的同类。对人要有仁爱之情，如老吾老以及人之老，幼吾幼以及人之幼。这种推己及人的仁爱，对禽兽草木等"物"是不必要的。"亲亲"的第一个"亲"是亲爱之意，是基于血缘关系的亲情之爱，是爱中最自然、最亲密、最深厚的。第二个"亲"是亲人之意。对亲人要有血浓于水的亲情之爱。只有当我们能够亲爱亲人时，才有可能推己及人地去仁爱百姓；只有当我们能够仁爱百姓时，才有可能爱育万物。否则，就成了无源之水、无本之木，是不可能维系下去的。我们无法相信一个对自己父母拳脚相加的人会对孤寡老人产生仁爱之情。和我们越厚的关系要求我们承担的责任越大，和我们越薄的关系要求我们承担的责任越小。然而，责任再小也是有责任的，而不是无责任。整个宇宙就是这样以每一个交叉点为中心向外无限扩展的差序结构。这种以每个交叉点为中心的差序结构既不是个人中心主义，也不是人类中心主义，而是有起点、有根本、有方向的人成为人的宇宙秩序。

我们重点关注人的关系性。人是关系性的存在，是关系的总和。由上面的论述可知，人的物理属性是关系的产物。人的人属性亦是关系的产物。人类是活在关系中的（Yalom，1980/ 黄峥，张

[①] "赞育"是"赞天地之化育"的简写，出自《中庸》。"赞"有"帮助"之意。"赞育"是"帮助天地化生和养育万物"。

怡玲，沈东郁，2015）。个体是关系网中的一个交汇点（Griffin J.，1998），是关系中的自我。与他人相联系、相依存是人性的一部分，甚至是一个人生存的前提。人与人之间有一种相互关系的行为模式是人生来固有的。个体并不是独立于"我们"之外的，他不能脱离"我们"而存在，只能在群体中实现他的本质（Goldstein K.，1963）。只有在关系中，人才能真正地诞生和充分地实现其本质。

关系的二重三极结构

下面介绍一下，人是如何在互在一体性关系中诞生和发展的。

图 3-2 为实体本体论关系模型。

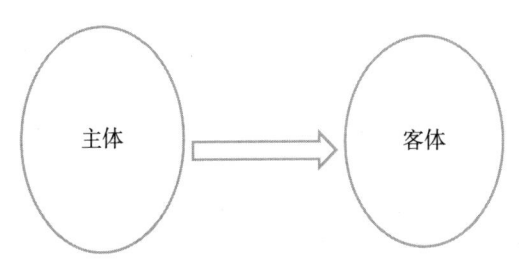

图 3-2　实体本体论关系模型

图 3-3 为主体间性关系模型。

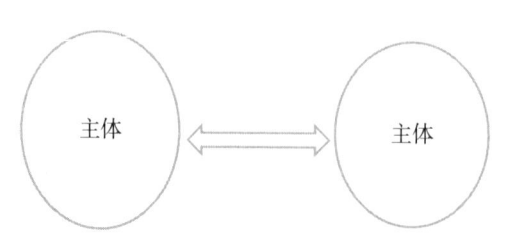

图 3–3　主体间性关系模型

图 3-4 表示互在一体性关系模型。注意，该模型中表示两个主体的圆不是封闭的，主体之间是相互连通的。也就是说，关系是一个整体，是一个完整的单元，是一个完整的组块，不是由本来孤立的小整体焊接起来形成的一个新的大整体，而是其原初就是一个完整的整体。这是互在一体性关系的核心。

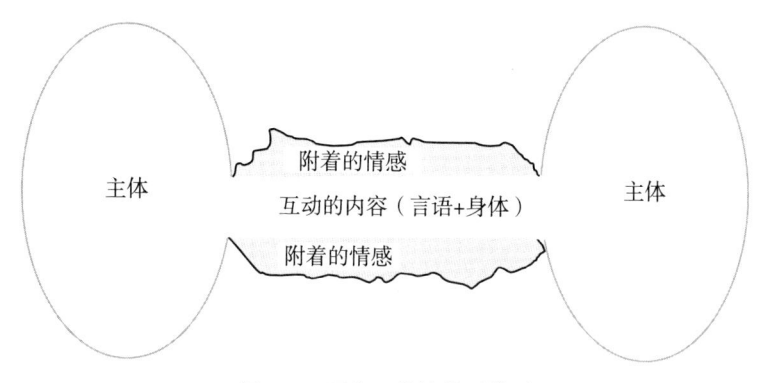

图 3–4　互在一体性关系模型

人始于父母的性关系，孕育于和母亲的生理共生关系，而后成长于和母亲的心理共生关系，之后进入三元关系乃至多元关系……在生理共生和心理共生阶段，我们的体验原初包含有母亲的成分。

在自我生成的过程中，自我感知和他人感知同时出现，同样原初，同样重要。自我和他人同时在原初体验中诞生。同时诞生的不只是一个关系单元，而是多个单元，诞生之后经过复杂的心理过程，不同的单元共同存在于自我之中，成为自我的组成部分。并非在同时诞生之后只保留自我，而将他人踢开到自我之外，他人仍在自我之中。他人的诞生和成长过程亦如此，所以自我与他人是互在的。舍勒对此有着精妙绝伦的描述："体验的原初根本无所谓'本己的'或'陌己的'，体验就是体验本身。我们并不是用'最先'被给予的'我们的本己体验'的材料去建构陌己体验的图像，然后将这些体验置入他人的躯体之中。'最先'只是一条对'我－你无分异'的体验之流在流动着，在这原本的体验流中，根本还没有出现'我－你'的分异，只是在体验流的不停流动之中才会慢慢形成形态较为稳定的'漩涡'，而这些漩涡又会将体验流中新的成分不断卷入自身，并逐渐发生一个'自身归化'。……原初存在的既不是一个'我的'或'本己'的自我，也不是一个'你的'或'陌己的'自我，或者也可以说，它既包含着'我的'自我，也包含着'你的'自我。因此，'我'和'你'实际上是同样原本的，同样置身于原初无分异的体验流之中……原初无我也无你，或者也可以说原初有我也有你。"（张任之，2019）

互在一体关系这个完整单元是一个二重三极结构。第一个二重是指相互作用的关系过程包括内容和情感两重成分。互动的内容非常重要，尤其是生命的早期阶段，这是西方心理学所忽略的。我们重视长大成人这种德性上的成人，因此我们的互动内容强调是非善恶、责任、利、义、礼貌、规矩、坚持、努力、勤俭、感恩、忍让、团结、互惠、克制、助人、诚信、同情、理想、意义……虽然现在的年轻人对其中有些方面已不再重视甚至反对，但这并不影响我们和孩子互动内容的重要性。这只是具体内容上的差异，我们会有意无意地通过互动内容传递给孩子某种观念和信条。在互动内容上，一定同时附着着或强或弱、这样那样的情绪情感，内容和情感共同影响和决定着互动的性质、质量和效果。对年龄越小的孩子，情绪情感的作用所占的比重越大；随着年龄的增长，内容所占的比重逐渐增加。

第二个二重是指互动的内容包括语言和身体两重成分。身体的成分既包括抚摸、拥抱、亲吻，又包括情绪的身体表达，在孩子长大之后，身体可以包括我们的一切行为。我们一向重视言传身教，且身教的重要性远大于言传。这是我国文化对身体向度的重视在教育领域的体现。尤其是在言行不一的时候，人们看重的是行为而不是语言，很难想象一位父亲一边吸烟一边告诉自己的孩子吸烟有害健康、长大后不要吸烟，这样的教育到底能起到多大作用。对于年龄越小的孩子，抚摸、拥抱、亲吻和情绪表达的身体互动内容越重要。随着年龄的增长，这些身体行为的重要性逐渐降低，生活中的日常身体行为所起的作用越来越大。

第3章 责任的异化

三极指的是关系中发生作用的两个主体以及它们的互动过程，即一条线和两个点。这种三极结构只限于二元关系，随着关系中包含主体数量的增多，极数也会按照某种数学规律相应地增加。

接下来的几幅图大概地描述了人是如何在关系中成长的。

在 0~2 岁左右孩子和母亲的关系中，孩子的主要任务是满足自身的需要，母亲的主要任务是完成母子关系对母亲提出的要求，即履行母亲的责任。在孩子的最初生命中，最主要的组织者[①]是各种需要满足的基本需要集合。孩子还不能对各种不同的需要进行分类和区别对待，所以图 3-5 中自我需要的边缘是不规则的。在母亲一方最主要的组织者是责任，虽然母亲也有自己的需要，但这些需要在这段关系中无法起到组织者的作用。在代表母亲的圆圈中，需要、责任和意义都用了规则圆滑的图形，想表达的意思是母亲的这些单元都是已经分化整合良好的，但事实未必如此。至于意义，并不是所有的母亲都已经找到了自己的人生意义，所以图 3-5 和图 3-6 是一个理想模型。

---

① 此处的"组织者"一词借用了自我心理学家勒内·A. 斯皮茨（René A. Spitz）的概念，我用这个词来表达那个能指导我们感受、思考和行为的心理内容。比如，我现在非常饿，那么我的所思所想所做都是为了获得食物，因此可以说，对食物的需要是我当前活动最主要的组织者。

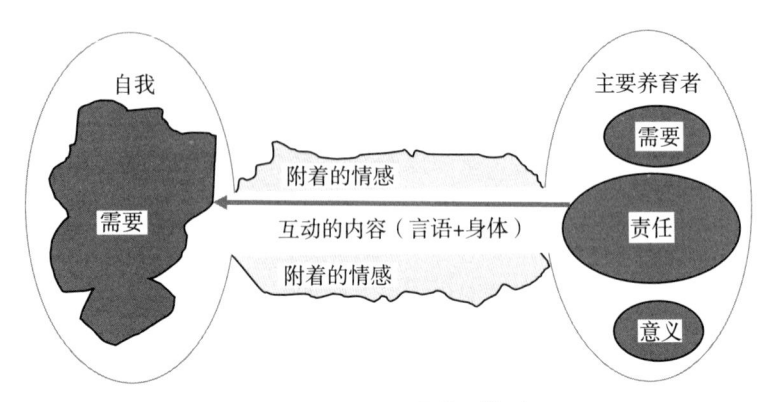

图 3-5　二重三极关系模型

如果这段关系是恰到好处的中庸关系,那在孩子的人格中就会形成一个完整的品质单元组块——信任/安全品质组块,这一组块是一个包含他人的二重三极结构(见图 3-6)。

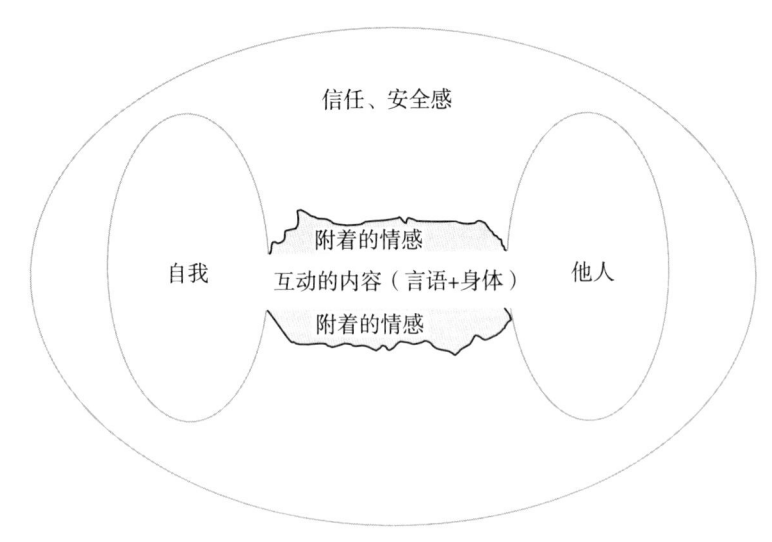

图 3-6　信任/安全品质组块模型

第 3 章　责任的异化

　　双方的关系一直都在发生变化，随着孩子年龄的增长，母亲的责任与需要的比重逐渐转换，母亲的需要也慢慢地承担起组织者的功能，同时开始了对孩子责任感的成就。这里的关键事件是喂奶的及时性和大小便训练。在此之前，孩子只需要满足自己的需要——只要我饿了，不管母亲在忙什么，我都要即刻得到满足；只要我有排便的需要，那么不管时间、地点、场合等一切因素，我想拉就拉，想尿就尿。随着孩子慢慢长大，他会发现有时母亲也有自己的需要，不能及时满足自己。到了大小便训练阶段，大人需要孩子能够学会自己控制大小便。这种需要会通过互动关系输出给孩子，孩子之前只需要满足自己的需要，此时开始在需要之外发展出一种全新的、应该自己控制的品质——责任品质组块。孩子的这种责任品质是对成人需要的一种回应。这样成人的需要就成就了孩子的责任（见图 3-7）。

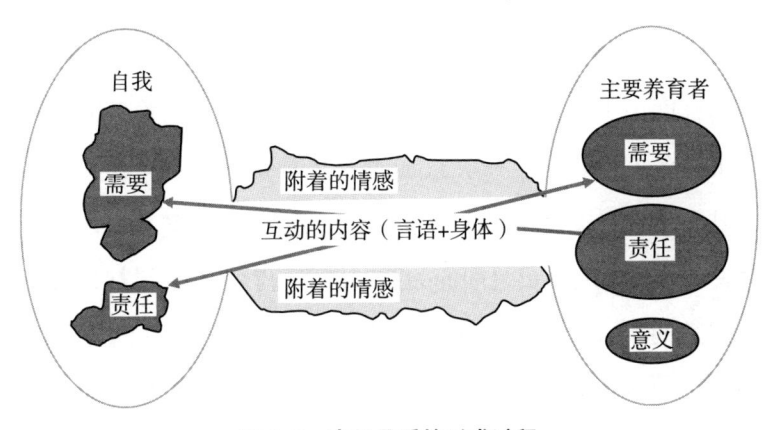

图 3-7　责任品质的形成过程

如果这段关系比较中庸，孩子的人格中就会形成另一个品质单元组块——责任（见图 3-8）。

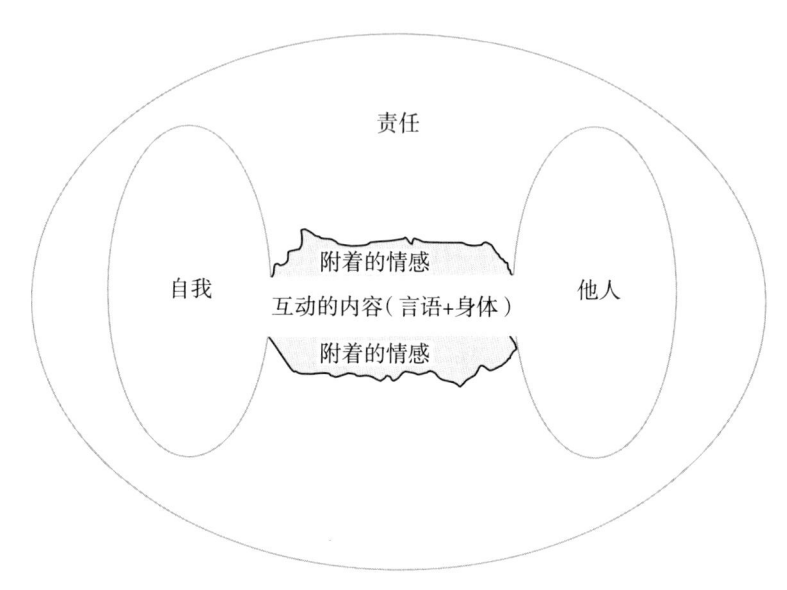

图 3-8 责任品质组块模型

在相同的时间段，其他的各种关系也在影响着个体的发展，但其影响程度小于主要养育者（比如父子关系）。其他关系也开始登上历史舞台（比如伙伴关系）。这些关系根据家庭结构和关系的不同，以不同的方式和顺序影响着个体的发展。这期间首先是与主要养育者之外的家庭成员之间的关系对自我的影响开始增加，接着可能是同龄的亲戚玩伴或邻居玩伴的关系，接着可能是幼儿园的伙伴关系、师生关系，继而是同学关系和师生关系。如果有同胞兄弟姐妹，则会根据年龄差距在不同的时间点出现在孩子的世界中

（见图 3-9）。

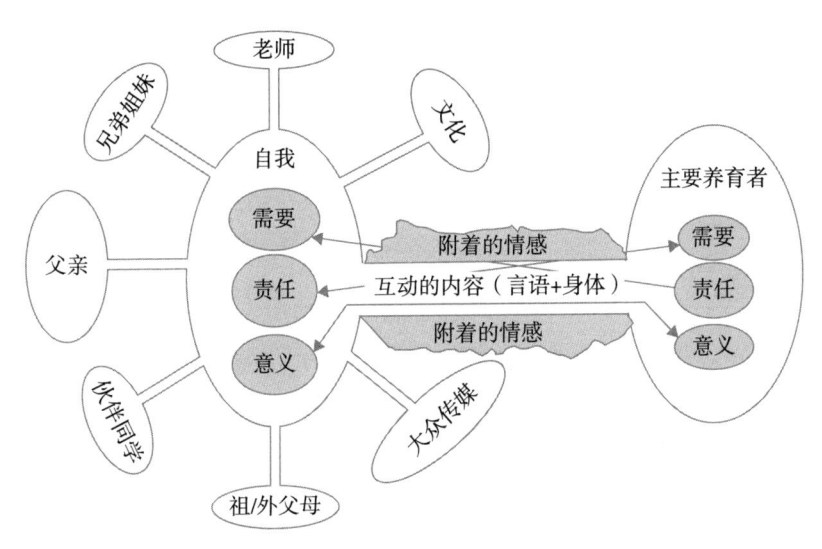

图 3-9　复杂关系的二重三极结构

这是一个相当复杂跨度相当长的发展阶段，图 3-9 只是一个高度简化的模型，还有相当多的复杂关系没法涵盖进来。不仅是责任，其他的主要品质也会在这个阶段开始形成并稳定，比如礼貌、坚持、诚信、努力、独立、谦让、互助、理想、自控等品质，都是在不同的关系互动中逐渐形成和发展的。和责任组块一样，每个品质都是一个完整的二重三极结构组块。

理想的情况是，父母和整个社会都是健康的，都有正确的价值观，可以为孩子探寻自己的人生意义提供适宜的土壤。最好能在孩子高考前使其对自己的人生意义有一个大概明确的方向，这样他就能知道应该选择哪一类的大学专业。人生意义的单元组块如图 3-10 所示。

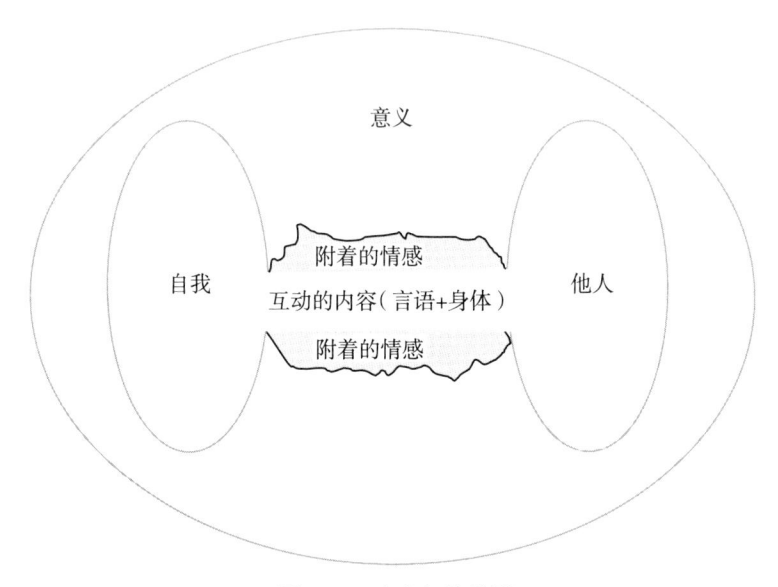

图 3-10 意义组块模型

如果一切的关系都是符合中庸的，最终就会形成健康、稳定的人格品质，其中的每种品质都是一个完整的结构单元组块（见图 3-11）。

实际上每个人的品质组块远多于图 3-11 中的四个，这些组块之间又会形成复杂的相互影响关系，最终我们的内部各组块之间就会形成前文提到的复杂的关系网（见图 3-1）。

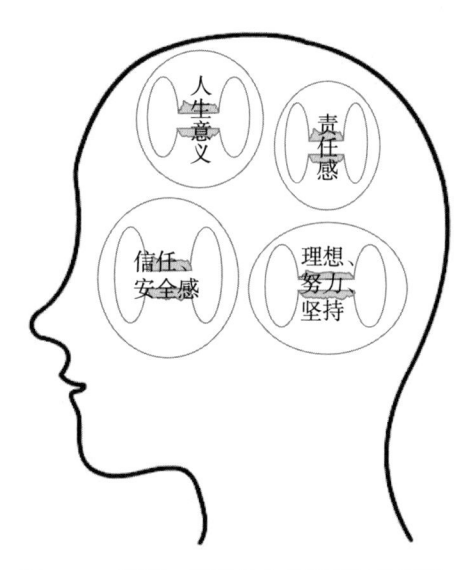

图 3-11　健康、稳定的人格品质组块模型

当然之责

正是因为我们和宇宙万有是互在一体关系，所以我们理所当然地要为整个宇宙负责。我们关注个体在关系中"所当然"应做之事。就像我们不会用自己的手搬起石头砸自己的脚，因为我们的手和脚是一体的关系，所以我们的手理所当然地要为和脚的一体关系负责。如果我们真的搬起石头砸自己的脚，那么受伤害的不仅是我们的脚，还有我们的整个身体。"当然"是指与原则对应的行为（张岱年，2017）。"当然"在宋代正式成为一个重要的哲学范畴。朱熹

认为人的行为要符合当然之则，否则就会出现问题。他说"知其所当然，故行不谬"（《朱文公文集》）。朱熹认为之所以有"所当然之则"是因为有"所以然之故"，这个"所以然之故"就是"天理"，是天之所赋而非人之所能为也。可以认为人的当然之则是天赋人性中的必然结构。但是，这种天赋的东西需要人后天自觉自主地去扩充它，实现它。当然之则不是自然而然的，必须辨别是非，勉力为之（张岱年，2017）。

并不是说一般人不知道他应该做什么，实际上每个人都在理智上知道作为父母应该做什么；作为子女应该做什么；作为学生应该做什么，作为老师应该做什么，作为员工应该做什么；作为领导应该做什么……事实上每个人都或多或少地这样做着。但并不是每个人做得都很自觉、自愿，也未必都能做得很充分。在人际关系中如果把当然之事做得很充分，在我国文化里被称作"尽伦"。在某些境遇下人们不能"尽伦"甚至放弃"尽伦"，并不是因为他们理智上不知道，而是因为他们的本心对于"当然之责"没有做出"当然性的肯断"。武汉大学的刘乐恒老师认为人生意义的确立必须有本心的到位，有本心的到位而对"当"或"不当"的明证与判断就是当然性的肯断。这种当然性的肯断不仅是思维层面的审思和论证，必须有本心的到位而具有一种当身感和切身感。这种当身感和切身感是关键，是一个人的整个身心对理性的印可，它使意（心之所发）和志（心之所向）充满了能量，这种能量可以克服行动中的困

第3章　责任的异化

难。如何做出这种当然性的肯断呢？我把曾子的"吾日三省吾身"和日本学者吉本伊信创立的内观疗法（NaiKan Therapy）相结合开发出当然之责功法。

汉斯·约纳斯（Hans Jonas）在他的代表作《责任原理》(The Imperative of Responsibility）一书中立足于形而上学的本体论，阐述了责任的绝对性、未来性、不可逆性和主客两极的多样性；主张人不仅对他人负有责任，还对整个人类、对未来、对大自然均负有责任。更为重要的是，面对现代技术过度发展带来的各种危险，他极力倡导对自然和未来人类的存在负责（涂可国，2023）。这种责任观比较接近儒家的天下责任观。传统儒家对一体之责最好的描述应该是宋代大儒张载的《西铭》，现全文摘录如下：

乾称父，坤称母；予兹藐焉，乃混然中处。故天地之塞，吾其体；天地之帅，吾其性。民，吾同胞；物，吾与也。大君者，吾父母宗子；其大臣，宗子之家相也。尊高年，所以长其长；慈孤弱，所以幼其幼；圣，其合德；贤，其秀也。凡天下疲癃、残疾、惸独、鳏寡，皆吾兄弟之颠连而无告者也。

于时保之，子之翼也；乐且不忧，纯乎孝者也。违曰悖德，害仁曰贼，济恶者不才，其践形，惟肖者也。

知化则善述其事，穷神则善继其志。不愧屋漏为无忝，存心养性为匪懈。恶旨酒，崇伯子之顾养；育英才，颍封人之锡类。不弛劳而厎豫，舜其功也；无所逃而待烹，申生其恭也。体其受而归全者,参乎!勇于从而顺令者,伯奇也。

富贵福泽,将厚吾之生也;贫贱忧戚,庸玉汝于成也。存,吾顺事;没,吾宁也。

虽然《西铭》重点阐述了人间伦理责任,但他是在乾父坤母、民胞物与这种万物一体的大结构中理解人伦责任的,并把人伦的责任提高到了天地的高度,所有的人伦责任同时也是对乾父坤母的责任。这就进入了人天境界。

关系不仅有一体性,还有厚薄性。虽然说老吾老以及人之老,幼吾幼以及人之幼,但人与其老其幼的关系要比我与其老其幼的关系厚,因此人对其老其幼的责任比我对其老其幼的责任大;反之亦然,即我对我父母孩子的责任一定比我朋友对我父母、孩子的责任大。根据关系的厚薄性,责任是由个人责任到家庭责任、亲缘责任、群体责任,再到宇宙责任的一个无限扩大的连续谱系。负责任意味着责任主体必然要付出某些东西,比如金钱、时间、体力、精力、健康,有时甚至是生命。

下面重点讨论在四种关系中应负的主要当然之责:在与自己的关系中、在与家庭的关系中、在与职业的关系中、在与天地的关系中。

与自己关系中的当然之责

爱己之责

"仁者自爱。"(《荀子·子道》)儒家强调爱人的精神,也很重视自爱。有一次,孔子分别问子路、子贡和颜渊关于智和仁的问题(《荀子·子道》)。

子路进来,孔子说:"仲由(子路的名字),明智的人是怎样的?仁德的人是怎样的?"子路回答说:"明智的人能使别人了解自己,仁德的人能使人爱护自己。"孔子说:"你可以被称为'士人'了。"子贡进来,孔子说:"端木赐(子贡的名字),明智的人是怎样的?仁德的人是怎样的?"子贡回答说:"明智的人能了解别人,仁德的人能爱护别人。"孔子说:"你可以被称为'士君子'了。"颜渊进来,孔子说:"颜回(颜渊的名字),明智的人是怎样的?仁德的人是怎样的?"颜渊回答说:"明智的人有自知之明,仁德的人能自尊自爱。"孔子说:"你可以被称为'贤明君子'了。"

可见,孔子更为凸显"仁爱"的主体性、为己性和内在性(涂可国,2023)。爱己的内涵非常丰富,这里我们重点关注爱自己的身体和名誉。

《孝经》开篇即说:"身体发肤,受之父母,不敢毁伤,孝之始也。"

曾子有疾，召门弟子曰："启予足！启予手！《诗》云：'战战兢兢，如临深渊，如履薄冰。'而今而后，吾知免夫！小子！"（《论语·泰伯》）

这是儒家爱惜身体最知名和被引用率最高的两则。这两则的目的是提醒我们对自己的身体负责是孝的起点。我和我的身体是最原初、最根本的一体关系，要想对这一关系负责就必须爱惜自己的身体。

之所以强调这一维度，是因为时下人们对自己身体的爱惜不仅是令人堪忧的，更是令人心痛的。对身体最严重、最直接的不爱惜就是自杀，我在此不想列举触目惊心的数据，毕竟这一问题的严峻性大家是有目共睹的。其次是非自杀性自伤现象在十几年前还不多见，近年来却出现了惊人的爆炸式增长，尤其是在青少年群体中。这是一个相当复杂的问题，亟待社会各界人士的关注和参与扭转，而不仅仅靠心理学界和精神医学界的专业人士。**任何成瘾行为和不良生活习惯都是不爱惜身体的表现**。虽然大家都知道应该爱惜身体，但其实往往并不是很爱惜。正如孔子所说："人皆曰予知，驱而纳诸罟擭陷阱之中，而莫之知辟也。"（《中庸》）所以，我们需要重视开展对儿童和青少年关于爱惜身体的教育和引导，家长和学校尤其要负起这个责任来。

爱己也要爱惜自己的名誉。爱惜自己的名誉并不是追求他人的正面评价，也不是活在他人的嘴里，而是活在对"道"的追求和实践中。太在意他人的评价是没有足以安身立命的人生意义的表现。爱惜自己的名誉也和第4章讲的求名不同：求名是以追求别人的知晓率为目的，或者是为了达到其他目的的手段；**爱惜自己的名誉则是以自我修养提高人生境界为目的**。一个人爱惜自己的名誉，并不是在意别人如何评价自己，所谓的"别人"是在他自己心里的道义，是礼义廉耻，而是他自己认可的做人标准。意象对话疗法创始人朱建军教授曾说，爱惜名誉应该是知廉耻而不是好面子，我深以为然。因为爱惜自己的名誉是害怕自己的行为不符合道义而遭到谴责（主要是自己良心的谴责），所以真正爱惜名誉的人会以此规范自己的言行。求名的人会为了博得他人的好评而表里不一或文过饰非，而不是自我规范。关于求名的人，《大学》里有一句话描述得甚为精当："小人闲居为不善，无所不至，见君子而后厌然，掩其不善，而著其善。"（《大学》）如果没有实，那所得的名就是徒有虚名。儒家看重的是以名举实，并且认为有实者必有名，"大德必得其名"（《中庸》）。子曰："……四十、五十而无闻焉，斯亦不足畏也已。"子曰："君子疾末世而名不称焉。"（《论语·卫灵公》）这两则《论语》里的记载也体现了儒家对名誉的重视，重视的是以德性为内在基础、以德行为外在表现的实名，绝非徒有虚名。

在乡土中国的熟人社会，人们大部分时间生活在面对面社群里，人们的一言一行大部分都在众目睽睽之下，这样的环境在一定程度上起到了道德他律的功能。改革开放之后，人们开始走进工厂车间和办公楼，城市化也使得邻里社区之间的人们越来越不了解，网络的普及甚至让我们无法判断对面的是人还是狗，AI 的发展更是让人分不清屏幕上的音像是真人还是 AI 合成的。这样的环境给"名实分离"提供了巨大的空间！一个人可以在网络上、电视上和工作中表现得谦谦君子，私人生活却可能混乱不堪。这使得很多人只爱惜那些在公共空间中的名誉，而不太在意私底下的名誉。或者只爱惜现实世界里的名誉，而不在乎网络匿名空间的名誉。这加剧了人的分裂和不一致，不仅个人如此，单位、企业、组织乃至社会也如此。他律的减少更需要自律的增加来弥补，所以在当下的环境背景下，爱惜自己的名誉显得尤为重要。

修身之责

"修身"的"身"并不是单纯的身体，而是指责任主体、德性主体、意义主体、认知主体和实践主体。修身是我国传统文化的关键所在，是《大学》八条目中的一条，是由内圣到外王的枢纽。《大学》里说："自天子以至于庶人壹皆以修身为本。"在古代，修身修的是仁道，也是人道。仁是全德之名，比如，学校有"三好学生"的称号，但只有三方面好的学生可以被称为"三好学生"但还称不上"仁"，如果有"三十好学生"，大概就可以被称为"仁"的学生了。仁包含诸多条目，比如作为三达德的智仁勇，作为四维的礼义廉耻，作为五常的仁义礼智信，作为五德的温良恭俭让，以及孝悌忠信等。还包含现代人看重的独立、自由、友善、敬业、爱国等品质。古代的修身主要是德性的修养和艺术的修养，艺术修养不仅是德性修养的辅助也是德性修养的最终完成。所谓"志于道，据于德，依于仁，游于艺"(《论语·述而》)。在我小的时候，家庭教育还是比较重视德性修身的，父母会要求我们坐有坐相、站有站相；有客人来必须起身相迎，客走必须送至大门口；吃饭时要长辈先动筷，夹菜时不许到处乱夹，也不许乱翻只挑自己爱吃的夹；出门时一定要和父母说自己要去哪里、做什么，回来时必须告诉父母自己回来了；做家务和干农活都是再正常不过的行为……现在的教育已经完全不是这样了。

"艺"之培养与"德"之提升不可分离。孔子有极高的艺术修养，现只举音乐一例。他在齐国听到《韶》乐，因为《韶》乐的美妙竟然让他三个月吃不出来肉的滋味。(《论语·述而》)他对《韶》和《武》的评价已经达到了仁的境界，他说："《韶》尽美矣，又尽善也。谓《武》尽美矣，未尽善也。"(《论语·八佾》)这就是"尽善尽美"的出处。《史记·孔子世家》还记载了孔子跟师襄子学鼓琴的事：

孔子向师襄子学习弹琴，一连学了10天，也没学新曲子。师襄子说："可以学些新曲了。"孔子说："我已经熟习乐曲了，但还没有熟练地掌握弹琴的技法。"过了些时候，师襄子又说："你已熟习弹琴的技法了，可以学些新曲子了。"孔子说："我还没有领会乐曲的意旨，还不可以学新曲子。"过了些时候，师襄子说："你已经领会了乐曲的意旨，可以学些新曲子了。"孔子说："我还没有体会出作曲者是怎样的一个人。"过了些时候，孔子肃穆沉静，深思着什么，接着又心旷神怡，显出志向远大的样子，说："我体会出作曲者是个什么样的人了，他的肤色黝黑，身材高大，目光明亮而深邃，好像一个统治四方侯的王者，除了周文王又有谁能够如此呢！"师襄子恭敬地离开座位给孔子拜了两拜，说："我老师原来说过，这是《文王操》呀。"

到了宋代，"礼乐射御书数"这六艺已经几近荒废，朱熹对此感慨道："射，如今秀才自是不晓。御，是而今无车。书，古人皆理会得，如偏旁义理皆晓，这也是一事。数，是算数，而今人皆不理会。六者皆实用，无一可缺。而今人是从头到尾，皆无用。""古人于礼乐射御书数等事，皆至理之所寓。游乎此，则心无所放，而日用之间本末具举，而内外交相养矣。"（《朱子语类》）

朱熹认为，一幅好的书法作品应当是"一一从自己胸襟流出者"（《跋十七帖》），反映书家的胸怀、本趣、德性、情感。虽然朱熹对苏轼的书法有一定的批评，但朱熹的"但以意摸索写成""一一从自己胸襟流出者"与苏轼在《小篆般若心经赞》中说的"心忘其手，手忘笔，笔自落纸非我使"的思想是一致的。

王阳明也非常重视游于艺："琴瑟简编，学者不可无，盖有业以居之，心就不放。"(《传习录》)他的后学唐顺之将"艺"之精微义发挥得淋漓尽致。唐顺之继承了朱子游艺与存心的关系说："若使尽捐书册，尽弃技能，兀然槁形灰心，此亦非大难事。而精神无凝聚处，亦自不免暗路漏泄。若就从观书、学技中将此心苦炼一番，使观书而燥火不生，学技而妄念不起，此亦对病下针之法，未可便废也。"(《唐顺之集》)技艺之学可以磨练心性、凝聚精神，阳明注重"事上磨练"，技艺之学作为"一事"，不失是一种去"燥火"、息"妄念"的磨炼方式。不啻如此，唐顺之还进一步提出"德艺一致"说："至于道德性命技艺之辨，古人虽以六德、六艺分言，然德非虚器，其切实应用处即谓之艺；艺非粗迹，其精义致用处即谓之德。故古人终日从事于六艺之间，非特以实用之不可缺而姑从事云耳，盖即此而鼓舞凝聚其精神，坚忍操炼其筋骨，沉潜缜密其心思，以类万物而通神明，故曰洒扫应对、精义入神只是一理。艺之精处即是心精，艺之粗处即是心粗，非二致也……窃以六艺之学皆先王所以寓精神心术之妙，非特以资实用而已。《传》曰，'其数可陈也，其义难知也。'顾得其数而昧于其义，则九九之技小道泥于致远，是曲艺之所以艺成而下也；即其数而穷其义，则参伍错综之用可以成变化而行鬼神，是儒者之所以游于艺也。游于艺，则艺也者即所谓德成而上也。"(《唐顺之集》)艺之"精义致用"即谓之"德"，"精义致用"语出《周易·系辞》："尺蠖之屈，以求信也；龙蛇之蛰，以存身也；精义入神，以致用也；利用安身，以崇德也。"能够深入"艺"之精微处，知其所以然，则自可致用。

艺之粗迹只是"小道",是"曲艺";艺之精处则义理存焉,是"游艺"(陈立胜,2022)。

可见,艺不仅可以收心、静气,还可以辅仁、成德,更可以通神、入道,最终达到德艺兼备的美学人生。

现代的修身必然也要包括知识技能的学习,所谓"用知识武装头脑"也应该是一种修身,可以被称为"科技修身"。因此,**当代的修身应包括德性修身、艺术修身和科技修身。三者需要有本末先后,且要以德性修身为根本。**

可惜,科技修身和艺术修身也偏离初衷甚远。时下对艺术修身和科技修身都太功利化了。看看那些培训项目,如果是无助于考试成绩的,就一定得有考级,否则就很难招生。学习这些都成了手段而非目的。孔子曰:"古之学者为己,今之学者为人。"(《论语·宪问》)荀子在《劝学》里说得更清楚:"君子之学也,入乎耳,着乎心,布乎四体,形乎动静。端而言,蝡而动,一可以为法则。小人之学也,入乎耳,出乎口;口耳之间,则四寸耳,曷足以美七尺之躯哉!古之学者为己,今之学者为人。君子之学也,以美其身;小人之学也,以为禽犊。"就算是为了炫耀给别人看的学习,至少也是出于内在的动机。然而,时下的情况更加糟糕,大部分学生都没有内在的学习动机了,都是被逼着学习的。我见过有为了考级苦练钢琴好几年的孩子,平时如果有人对他说"听说你钢琴弹得很好,都已经达到八级了,给我弹一首听听好不好",他就会立刻逃跑。

是什么使得孩子如此深恶痛绝自己苦苦练习的才艺？儿童对世界和知识是天然充满好奇的，这本是非常好的学习内在动机，可惜被急功近利的心态扼杀殆尽。年龄越小的孩子，这种学习为己、修身为己的思想越需要父母和老师的引导，至少在孩子上大学之前，父母和老师要承担这个责任。进入大学之后，孩子就需要自己来承担这份责任了。

修身就是不断地使自己发展、成长、完善和转化，修身之责最终是为了成己之责。所谓"成己"，就是使自己成为大写的"人"，成长为真正的"人"，使自己成为人、成为某人和成为某种人。德性修身使我们成为人；科技修身使我们成为某种人；艺术修身辅助我们成为人，也可以使我们成为某种人——艺术家或以某种艺术活动为职业的人。

自养之责

通俗地说，自养之责就是自己养活自己的责任，是靠自己的正当劳动满足自己基本生活需要的责任。在我国古代，男性在20岁时要参加冠礼作为成年的标志，女性在15岁时要参加笄礼作为成年的标志。现在受其他文化的影响，通常认为18岁是成年的标志。根据我国现在的受教育年限来看，这几个年龄都不太适合，因为大多数人到了20岁时还没有完成学业。然而，开始承担自己养活自己的责任应该是从结束学校教育的时间开始的。之所以提及自养之责，主要是因为前些年有很多"啃老族"，近两年这个词又莫名其妙地被人们洗白为"全职儿女"。还有一些人虽然不上学了，但整天在家里玩游戏，吃穿住行全靠父母。另外一些人则是毕业后多年不工作，成了全职备考生——多年执着于考研考公。为了考研或者考公，暂时一两年不工作是可以理解的，但若因此长期不履行自养之责，就需要检视自己被什么样的想法控制了。

全面检视自己的生活

你可以从自爱、自修、自养几个方面对自己的生活进行全面的检视。

首先，把所有不是真正爱自己的行为一一列出来。所有神经症性心理问题都是打着"爱自己"的旗号做着坑害自己的行为，比如：焦虑症看起来是为了防止自己未来的生活陷入困境或遇到危险，而使自己现在的生活陷入困境；强迫症看似在保护自己的健康、财物、名誉等，实则是在损害这些；社恐貌似为了避免他人的负面评价而采取回避行为，却也因此失去了获得正面评价的机会；成瘾行为获得的过瘾、爽的感觉是以牺牲更大代价为前提的……**所有的不良生活习惯都不是真正爱自己的表现。**

逐一写下这些行为，并按照改正这些行为的难易程度排序，从最容易做到的开始改正。对每一项要改正的行为进行具体的规划。比如，某个人要改掉的不爱自己的行为从易到难分别是熬夜、不健康的饮食、玩游戏、喝酒、吸烟。对每一项的规划分别是：每天提前半小时睡觉，坚持一个星期；每个星期减少一次不健康的饮食；每天缩短一小时的游戏时间；每个星期减少两次喝酒；每天少抽一根烟。然后，把这个计划写进真正爱自己行为增减表（见表3-1）中。

表 3-1　　　　　　　　**真正爱自己行为增减表**

时间	要想做到真正爱自己，需要改掉的行为		要想做到真正爱自己，需要增加的行为	
整个星期	1. 2. 3. 4.		1. 2. 3. 4.	
星期一		执行情况		执行情况
星期二		执行情况		执行情况
星期三		执行情况		执行情况
星期四		执行情况		执行情况
星期五		执行情况		执行情况
星期六		执行情况		执行情况
星期日		执行情况		执行情况

然后，根据自己的实际情况把真正爱自己所需要增加的行为也写进表 3-1 里，比如：每个星期跑步两次、游泳两次；每个星期练字两次，每次 30 分钟；每个星期弹琴两次，每次 30 分钟；每个星期打扫卫生一次；每年旅游两次；每年体检一次。

每天在执行情况一栏记录实际落实情况，完全落实的画"√"，完全没落实的画"×"，部分落实的画"∨"。对于没有完全落实的，要找到原因并进行调整。常见的原因有意念不够真诚，受困于想法、情绪或欲望。

与家庭关系中的当然之责

在我国优秀丰富的家庭美德体系中，家庭责任是核心和根本。本书重点关注养家之责、和家之责和正家之责。

养家之责

"家"字上面是一个宝盖头，下面是一个豕。宝盖头是山洞的象形符号，远古时期人们居住在山洞里。豕就是猪。山洞里有头猪就是家，而没有写成山洞里有两个人才是家。猪象征财产，人要想在氏族部落里成立"小家"就得有私有财产，远古的私有财产是实物而不是金钱，最初的实物是食物，因此用猪来代表。恩格斯有本书就叫《家庭、私有制和国家的起源》。用现在的话来说，就是你得有钱才能有家。这里的"有钱"不是指要有很多钱，而是指要有

（或者能挣到）能保证家庭成员基本生活所需要的钱。因此，我把养家作为对家庭关系负责的第一个责任。

在古代，养家的责任主要由男人承担；在现代社会，则基本是由夫妻双方共同承担。如果有成年子女尚未离家，那么成年子女也有养家之责。那些"啃老族"或所谓的"全职子女"，以及身心健康却游手好闲靠家人供养的人，抑或有些因为神经症性心理问题而选择长期不上班的人，都没有承担起养家的责任。

对于那些非常有钱，这辈子不需要挣钱也可以保证整个家庭有几辈子花不完钱的家庭来说，其家庭成员的养家之责就显得没那么重要甚至是不需要了。或者对于家庭成员中有一个成员非常能赚钱，仅凭他一人之力就足以保证整个家庭衣食无忧的家庭来说，其他家庭成员的积极养家之责就轻很多，但其消极养家之责仍然需要履行。所谓"积极养家之责"就是主动赚钱养家，所谓"消极养家之责"就是节俭、不败家（比如，不吸毒、不赌博、不铺张浪费等）。

和家之责

和是我国文化的核心范畴之一。《论语·学而》里说"礼之用，和为贵"。《中庸》里说"喜怒哀乐之未发，谓之中；发而皆中节，谓之和。中也者，天下之大本也；和也者，天下之达道也。致中和，天地位焉，万物育焉"。孟子说"天时不如地利，地利不如人和"(《孟子·公孙丑下》),是把"人和"看得高于一切。家和是社会和、国家和、天下和的基础。因此,我们有"家和万事兴"的说法。《周易·序卦传》里说"伤于外者必返于家",当我们在外面受到委屈、伤害,感到疲惫、孤单时,家是我们休憩疗愈的港湾。如果家不和,家就失去了这种休憩疗愈的功能,人们就不愿意回家。

《家人》卦九五爻的象传说"王假有家,交相爱也"。交就是相互的、双向的,爱是基础。"交相爱"就是家庭成员之间互亲互爱,夫妇之间、亲子之间、兄弟姐妹之间都能感应到彼此之间有爱的存在。夫妇之间要有感应,所谓"心有灵犀一点通",《咸》卦象传曰"二气感应以相与",这是夫妇感情的起点,"夫妇有别"是夫妻相处的原则。父母爱孩子叫"慈",孩子爱父母叫"孝"和"敬",哥哥姐姐爱弟弟妹妹叫"友",弟弟妹妹爱哥哥姐姐叫"悌"。这就是所谓的"父父,子子,兄兄,弟弟,夫夫,妇妇",只有所有的家庭成员之间都互敬互爱,一个家才能和谐、和睦。其中夫妻和睦尤其重要。这个责任不是某一家庭成员的责任,而是所有家庭成员的责任。

正家之责

所谓"正家"就是家风要正,"风"就是风气、家风、门风,是一个家庭长期以来形成的传统(唐翼明,2012)。我小时候还偶尔听过"某某人家门风不正,少和他家人来往"的说法。正家就是通过家训和大人的言传身教形成积极优良的家风。现代人重视对孩子的培养，却不怎么重视家风。看看令世人瞩目的无锡钱家：钱基博、钱穆、钱玄同、钱钟书、钱学森、钱伟长、钱三强、钱正英、钱其琛、钱文忠……这绝非偶然！和他们的家风不无关系。孔子说："君子之德风，小人之德草，草上之风必偃。"（《论语·颜渊》）《家人》卦第一爻初九爻辞曰："初九：闲有家，悔亡。""闲"是防止，"门"里有个"木"代表外面是一扇门，用木头拴住，来防止外面的邪气、不正之风，所以治家的开始就是预防邪恶，把好门（张其成，2018）。初九是第一根爻，表示家道初立的时候就需要正家，只有这样才能"悔亡"，即这个家没有悔恨。

正家主要是父母正子女，即培养孩子积极正确的人生观、价值观、世界观，教育孩子长大成人，帮助孩子探索发现自己的人生使命。家庭并不是一个静态结构，也不只是随着时间发生变化的历史结构，而是一个滋养家庭成员成长的意义结构，所以夫妻之间也需要互正。有时，孩子还需要正父母。这在《孝经》第15章谏诤章有非常深刻的论述：

曾子说："像慈爱、恭敬、安亲、扬名这些孝道，已经听过夫子的教诲，我想再冒昧地问一下，儿子一味遵从父亲的命令，可称得上是孝了吗？"孔子说："这是什么话！这是什么话！从前，天子有七个直言相谏的诤臣，就算天子是个无道昏君，他也不会失去他的天下；诸侯有直言谏争的诤臣五人，即便自己是个无道诸侯，也不会失去他的国；大夫有三位直言劝谏的臣属，即使他自己无道，也不会失去他的封地；读书人有直言劝争的朋友，自己的美好名声就不会丧失；父亲有敢于直言力争的儿子，就能使其不会身陷不义。因此在遇到不义之事时，做儿子的不可以不诤谏于父，做臣子的不可以不诤谏于君。所以对于不义之事就谏争劝阻。如果只是遵从父亲的命令，又怎么能称得上是孝呢！"

《周易·家人·象传》中曰："正家，而天下定矣。"

以下是家庭中的当然之责功法。你可以从养家、和家和正家三个维度反思自己应该做什么、已经做了什么、还要做什么。括号中的百分比表示这个步骤所占用整体练习时长的比例。建议对每种关系的反思时间不少于10分钟，每次可以针对某一关系进行练习，也可以把主要关系依次练习一遍。每个人根据自己现实中的关系进行练习。从自己感觉温暖亲密的关系开始练习，比如，如果你和你父母的关系不好，就不要从这个关系开始反思。如果你还没结婚，就不用对夫妻关系进行练习。如果你还没有孩子，就不用对作为父母的亲子关系进行练习。此外，你还可增加婆媳/翁婿关系，或者其他的家庭关系进行练习。

家庭中的当然之责功法

- 选境。找一个可以暂时不被打扰的、安静舒适的空间。关掉手机或者将手机调为静音模式。坐在一个舒服的位置上，然后轻轻地闭上眼睛。

- 调身。正襟危坐或者盘坐，把身体调整到确定、放松、清醒、有尊严的姿态。
- 调息。把呼吸调整到静、顺、细、长。
- 调心。暂时排除杂念，让杂念随着呼气呼出体外。
- 反思自己的亲子关系（作为子女）：这个关系给我带来了哪些好处（40%）；我发自内心地想为这个关系做哪些事情（60%）。
- 反思自己的夫妻关系：这个关系给我带来了哪些好处（40%）；我发自内心地想为这个关系做哪些事情（60%）。
- 反思自己的亲子关系（作为父母）：这个关系给我带来了哪些好处（40%）；我发自内心地想为这个关系做哪些事情（60%）。
- 反思自己的手足关系：这个关系给我带来了哪些好处（40%）；我发自内心地想为这个关系做哪些事情（60%）。

每次做完练习后，把想要做的事情写进当然之责行为库（见表3-2）中。你需要在表中写下可衡量、可操作的具体行为，而不是概括性的指导原则。比如，你要写"每天花半个小时给孩子讲故事，每个星期带孩子去公园一次，每年带旅游三次"这类具体的行为，而不只是写一句"我要多陪孩子"这种概况性的话。

表 3-2　　　　　　　　　当然之责行为库

关系	你发自内心地想为这个关系做的具体事情
亲子关系（作为子女）	
夫妻关系	
亲子关系（作为父母）	
手足关系	

然后，根据不同责任行为需要执行的频率，把责任行为库中的行为具体安排进每星期当然之责执行表（见表 3-3）中。每天在执行情况一栏记录实际完成情况，完全落实的画"√"，完全没落实的画"×"，部分落实的画"√̇"。

表 3-3　　　　　　　　每星期当然之责执行表

日期	责任行为	执行情况
星期一		
星期二		
星期三		
星期四		
星期五		
星期六		
星期日		

与职业关系中的当然之责

"职业"一词最早见于《荀子》："故百技所成，所以养一人也。

而能不能兼技，人不能兼官。……事业所恶也，功利所好也，职业无分：如是，则人有树事之患，而有争功之祸矣。"（《荀子·富国》）

我们一生的大部分时间都处在与职业的关系中，"家"和"职"是我们一生最主要的两种关系。养家之责要依托职业来实现，退休后的生活来源需要通过职业来储备，成为某种人之责需要通过职业来完成，人生意义也需要通过职业来实现，所以我们与职业的关系非常重要！对于与职业的关系，我重点关注三点：尽职、敬职和乐职。

尽职

对人的职业责任，朱熹有一段精彩的论述："耳目口鼻之在人，尚各有攸司，况人在天地间，自农商工贾等而上之，不知其几，皆其所当尽者。小大虽异，界限截然。本分当为者，一事有阙，便废天职。'居处恭，执事敬，与人忠。'推是心以尽其职者，无以易诸公之论。但必知夫所处之职，乃天职之自然，而非出于人为，则各司其职以办其事者，不出于勉强不得已之意矣。"（《朱子语类》）

朱熹继承发展了孟子的"天职"思想。认为各种职业的内容、功能、作业有所不同，职业与职业之间也界限分明，但本质上是一样的，都有其应当尽的本分。因此，每个人都应当各尽其责、各尽其事。这是自然必为的而不是人为的天职（涂可国，2023）。若不从天职的角度，那么还可以从人伦的恕道来体悟尽职的当然性。想想如果我们买到的物品有质量问题，如果我们遇到的服务人员态度不好，如果我们办事情时被推三阻四，那么我们会有什么感觉？之所以会出现这样的情况，其中一个很重要的原因就是对方不尽职。我们遇到这种情况时感觉不好，别人亦然。因此，尽职也是我们与他人关系一体性的必然要求。

如何尽职呢？孔子说的"己所不欲勿施于人"(《论语·颜渊》)，在《大学》中有一段操作性更强的表述："所恶于上，毋以使下；所恶于下，毋以事上；所恶于前，毋以先后；所恶于后，毋以从前；所恶于右，毋以交于左；所恶于左，毋以交于右。此之谓絜矩之道。"即要以自己的内心体验来推及他人，用将心比心的态度来为人处世，要求自己做到推己及人，以此来实现社会关系的和谐。

每个人都曾遇到过因为他人工作不尽职而引发的麻烦和不好的体验。自己团队同事的不尽职，其他部门同事的不尽职都会给我们的工作带来麻烦，也会影响到我们的心情。我们在购买商品、服务或办理事务时，如果在某个环节有工作人员不尽职，那么也会给我们增加很多麻烦，耗费更多的时间，我们也会因此生气和抱怨，有时还会发生争吵、纠纷与投诉。这种体验对我们来说是不好的，对其他人也一样。我们不希望遇到这种情况，所以就不要因为自己不尽职给他人带来这种体验，这就是"己所不欲勿施于人"了。你可以参考尽职功法来练习。

尽职功法

- 选境。找一个可以暂时不被打扰的、安静舒适的空间。关掉手机或者将手机调为静音模式。坐在一个舒服的位置上，然后轻轻地闭上眼睛。
- 调身。正襟危坐或盘坐，把身体调整到确定、放松、清醒、有尊严的姿态。
- 调息。把呼吸调整到静、顺、细、长。
- 调心。暂时排除杂念，让杂念随着呼气呼出体外。
- 体悟。反思并体会因为同事不尽职给自己造成的麻烦和不好体验；反思并体会自己生活中由于他人工作不尽职给自己造成的麻烦和不好体验；因为我讨厌这样的麻烦和不好体验，所以真诚地希望我的工作能不给他人造成类似的麻烦和不好的体验。

敬职

敬是儒家文化的一个重要范畴，是指对事、对人的一种严肃、认真、谨慎、尊重、庄重、恭敬的态度。孔子阐述了很多对人对事的"敬"的理念，如子路问孔子怎样才算是一个君子，孔子说"修己以敬"（《论语·宪问》），即修养自己，以恭敬的态度待人处事。

孔子评价子产时说"其行己也恭,其事上也敬,其养民也惠,其使民也义"(《论语·公冶长》),即认为事上"敬"是君子必备的素质之一。子张问如何才能行得通,孔子告诉他"言忠信,行笃敬"(《论语·卫灵公》),这样即使走遍天下也行得通。樊迟问怎样才能做到仁,孔子说"居处恭,执事敬,与人忠"(《论语·子路》)。孔子还提出了对君子有九思的忠告,孔子曰:"君子有九思。视思明,听思聪,色思温,貌思恭,言思忠,事思敬,疑思问,忿思难,见得思义。"(《论语·季氏》)上述孔子所说的各种"敬事"都可以表现为职业上的"敬职"。犹如朱熹所言:"君子之仕也,有官守者修其职,有言责者尽其忠。皆以敬吾之事而已,不可先有求禄之心也。"(《论语集注》)这就是说,君子为官,应当把履行职责、尽忠职守放在首位,而不是把追求个人的名利地位当作目的。到了宋代,"敬"不再只是一种临事态度,而是被提高到一种修身养性的实践功夫,程颐提出了"涵养须用敬,进学则在致知"的功夫论。因此,"敬职"既是一种职业态度,也是一种力图把尽职尽责的职业行为转变成良好行为习惯的方式,体现了强烈的职业事业心和责任感(涂可国,2023)。仅把工作理解为赚钱的手段或谋生的手段是相当肤浅的,工作是我们人生在世的重要结构,是我们与世界打交道的基本方式之一,是实现人生意义最主要的途径。我们并不是每天一开始进入工作就脱离了真正的人生,要等到下班之后才又重新回到所谓的生活。如果我们需要对自己的人生保有一份敬意,就必然包含对职业的敬。敬职是一种转化个人整体存在方式的功夫,以下为敬职功法。

> **敬职功法**
>
> - 选境。找一个可以暂时不被打扰的、安静舒适的空间。关掉手机或者将手机调为静音模式。坐在一个舒服的位置上，然后轻轻地闭上眼睛。
> - 调身。正襟危坐或盘坐，把身体调整到确定、放松、清醒、有尊严的姿态。
> - 调息。把呼吸调整到静、顺、细、长。
> - 调心。暂时排除杂念，让杂念随着呼气呼出体外。
> - 体悟。全面反思并体会工作在自己整个人生中的重要性，因为要对自己的整个人生保有绝对的敬意，所以我要对我的工作保有敬意。

乐职

乐职强调对工作的热爱和享受，追求内心的满足和成就感。当人们对自己的职业感到愉悦和充实时，会更有动力和热情地投入工作，并有更好的表现，取得更大的成果。关于乐职，我引用梁启超在1922年8月的演讲稿《敬业与乐业》中的一段话：

第二要乐业。我想天下第一等苦人，莫过于无业游民，终日闲游浪荡，不知把自己的身子和心摆在哪里才好，他们的日子真难过。第二等苦人，便是厌恶自己本业的人，这件事分明不能不做，却满肚子里不愿意做。不愿意做逃得了吗？到底不能。结果还是皱着眉头，哭丧着脸去做。这不是专门自己替自己开玩笑吗？我老实告诉你一句话："凡职业都是有趣味的，只要你肯继续做下去，趣味自然会发生。"孔子说："知之者不如好之者，好之者不如乐之者。"人生能从自己职业中领略出趣味，生活才有价值。孔子自述生平，说道："其为人也，发愤忘食，乐以忘忧，不知老之将至云尔。"这种生活，真算得人类理想的生活了。

我生平最受用的有两句话：一是"责任心"，二是"趣味"。我自己常常力求这两句话之实现与调和，又常常把这两句话向我的朋友强聒不舍。今天所讲，敬业即是责任心，乐业即是趣味。我深信人类合理的生活应该如此，我望诸君和我一同受用！

梁任公把不能乐业的人归为天下第二等苦人，我非常同意。想想我们每天至少有八个小时要花在工作上，如果找不到其中的乐趣就意味着我们每天至少有八个小时是不能快乐的。那么从我们开始工作到退休的几十年时间里，至少有三分之一的时间是不能快乐的。这是多么可怕、可悲的事情！而且，梁任公深信人类合理的生活就应该是这样既尽职又乐职的。孔子曾说："知之者不如好之者，好之者不如乐之者。"（《论语·雍也》）这三种境界同样适用于职业，我在这里将其改写为:"尽职者不如敬职者,敬职者不如乐职者。"

如何才能乐职呢?首先,这会涉及最初的职业选择。你要尽可能地在选择职业(更早的是选择专业)时充分考虑到自己的兴趣爱好。我不认同"找不到符合自己兴趣的专业和职业"的说法。如今大学和社会可以提供上千种专业和职业,如果你无法从中选择与你的兴趣相匹配的专业和职业,那很可能是因为你实在没什么兴趣。如果你现在已经工作了,并且在短时间内无法换工作(尽管我并不认可存在无法换工作的情况),就要学会干一行爱一行。仔细想想这些问题:你可以从目前的工作中获得什么乐趣;你已经取得或将会取得哪些成绩和成就;这份工作对你自己、对你的家人、对社会、对世界有什么意义。体会到工作的乐趣可以让你喜欢自己的工作,体悟到工作的意义会让你热爱自己的工作。我曾和风电场的一名负责风机养护和修理的一线员工讨论过工作的意义,他的回答让我至今仍觉得感动并充满敬意,他说:"风机每发一度电都是在为国家做贡献。"

乐职功法

- 选境。找一个可以暂时不被打扰的、安静舒适的空间。关掉手机或者将手机调为静音模式。坐在一个舒服的位置上,然后轻轻地闭上眼睛。

> - 调身。正襟危坐或盘坐，把身体调整到确定、放松、清醒、有尊严的姿态。
> - 调息。把呼吸调整到静、顺、细、长。
> - 调心。暂时排除杂念，让杂念随着呼气呼出体外。
> - 体悟。反思并体会自己在工作中获得的乐趣，取得的成绩/成就，这份工作对家庭、社会乃至世界的意义。

与天地关系中的当然之责

经过长期的渔猎社会和农耕社会，人们逐渐认识到了动植物的生长规律和天体运行及季节循环往复的规律，并按照四季时令更替的规律开展农事活动。春生、夏长、秋收、冬藏，儒家认为这是天地生生之德和诚的体现。因此，我国古人很早就形成了既符合理性又充满德性的对待天地自然的态度，即"取之以时，用之以节，以时禁发"的生态伦理责任。而且，早在舜禹时代就设立了专门的官职——虞官，对采伐林木和猎取鸟兽等行为进行严格的规定和监督管理。《屯》卦六三爻辞："即鹿无虞，惟入于林中。君子几不如舍。往吝。"这里的"虞"就是虞官。如今，我国每年仍然采取休渔、休猎、禁牧、封山育林等保护自然资源和环境的措施。我认为，人对天地的关系有这样的三重责任：爱护天地自然、时取节用，以及参赞化育。

爱护天地自然

天地是人类生活的家园，现代科技让人类离生活家园越来越远。人类在征服改造自然的同时也在毫不留情地破坏着自然。每天都有动植物在地球上灭绝，每天都有土地变成沙漠，森林面积一天天减少，空气中的有毒物质越来越多，城市里已经看不到蓝天与阳光，生命中最需要的东西——水——已经被严重污染，我们的食物里充满了化学药物，各种奇怪的疾病不断出现，所有这些都说明，是人类自己在破坏自己的家园（蒙培元，2004）。然而，如果说为了人类自身利益才需要爱护自然环境，那么这还是人类中心主义。人类中心主义是西方现代化的精神支柱，其根本特征是在人与自然的关系问题上，始终坚信人是中心、是主宰，自然界只是被用来为人类服务的对象。人类对于自然界只有控制、利用、索取和改造的权利，而没有任何责任和义务（蒙培元，2004）。由于关系的一体、互在性，我们爱护天地自然本身就是目的，即为了自然而爱护自然。这是人类义不容辞的责任，是超越人类中心主义的。

时取节用

《论语·述而》里记载："子钓而不纲，弋不射宿。"意思是说孔子不用网打鱼，也不射宿鸟，这是孔子节用思想和仁爱精神的具体体现。孟子也非常重视时取节用，他曾对梁惠王说"不违农时，谷不可胜食也"（《孟子·梁惠王上》），说的是只要不违背农业生产的时机，粮食就会吃不完。"数罟不入洿池，鱼鳖不可胜食也"（《孟子·梁惠王上》)，即捕捞的时候，网眼一定要大一点，让小鱼鳖逃走。如果布下天罗地网，一下子捕光，塘里以后哪会还有鱼鳖呢？所以，要让小鱼鳖成为漏网之鱼，此处"漏网之鱼"是一个好词。"斧斤以时入山林，材木不可胜用也"（《孟子·梁惠王上》)，指的是树木的成长需要很长时间，如果不选择适当的时机，而是经常乱砍滥伐，树木就成长不起来（杨文海，2018）。

荀子的论述更精到："草木荣华滋硕之时，则斧斤不入山林，不夭其生，不绝其长也；鼋鼍、鱼鳖、鳅鳝孕别之时，罔罟毒药不入泽，不夭其生，不绝其长也；春耕、夏耘、秋收、冬藏四者不失时，故五谷不绝而百姓有余食也；洿池、渊沼、川泽谨其时禁，故鱼鳖优多而百姓有余用也；斩伐养长不失其时，故山林不童而百姓有余材也。"（《荀子·王制》）

虽然孟荀的这些思想都是向统治者谏言的，但现在这应该成为我们每个人自觉履行的生态责任。

参赞化育

《周易·系辞下》中有言："天地之大德曰生。"也就是说，天地最大的德就是生养万物。人与万物都是天地所生，但人有其特殊性。这种特殊性在于人能对天地万物及其之间的关系有所认识和同情，并且能参与到天地大化流行的生生过程中去，最重要的参与就是"参赞化育"。《中庸》里说:"唯天下至诚,为能尽其性;能尽其性,则能尽人之性;能尽人之性,则能尽物之性;能尽物之性,则可以赞天地之化育;可以赞天地之化育,则可以与天地参矣。"即达到了天人合一的境界。天地虽然创生养育万物,却不是有意识地要这么做。天地虽然是一个有机整体,但并不是一个意志主体。如果说整个宇宙有意识,那么宇宙的意识就是人的意识,这就是陆九渊所说的"宇宙即是吾心,吾心便是宇宙"。就像我们的手不会有意识地自主去修剪脚指甲,而是需要我们心的参与一样。我们的心就是宇宙的中心,所以我们能够也应该参与到宇宙的大化流行过程中来。这是我们本己的责任。

显然,古人对待天地万物的态度并非工具理性或人类中心主义的,而是天人合一、万物一体的仁爱精神,参赞化育是仁的完成。这需要认知和情感的统一,仅仅理性上的认知是不够的,还需要我们对天地万物有一种一体的温暖与爱护之情。这可以通过一体之仁的功夫来培养。

一体之仁是进入人天境界的功夫。人与整个宇宙的关系就是人天关系。陈来教授认为,仁是其本体。"我们生活的世界本质上是一个活生生的世界,一个包含无数关联的、变化的世界,一个内在地含有价值的世界。生活的意义,世界的意义可以称为本体。仁体生生,天道生生,人生亦乾乾不已,所以这与海德格尔那种向死而生不同,仁学把人的存在看成与这一生生大流融合的一体,是不断生生向生的；也与海德格尔此在的孤立个体不同，是把人生看成与万物一体，在与万物共生中获得伦理意义，也是在生命的继承和延续中获得生命的意义。强调一体之中的有机关联就是说一个事物脱离了这个一体就不能存在，一个存在物必要与其他事物共同存在才能存在，此一体中的万物相互依赖而存在，而万物之间的相互依赖就是关系。"（陈来，2012）

本书的其他部分也多次提到宋儒对一体之仁的阐述。一体之仁功法是我参照佛学中的慈心禅进行的儒家化改造。

一体之仁功法

- 选境。找一个可以暂时不被打扰的、安静舒适的空间。关掉手机或者将手机调为静音模式。坐在一个舒服的位置上，然后轻轻地闭上眼睛。
- 调身。正襟危坐或盘坐，把身体调整到确定、放松、清醒、有尊严的姿态。
- 调息。把呼吸调整到静、顺、细、长。
- 调心。暂时排除杂念，让杂念随着呼气呼出体外。
- 在你准备好后，想想父母做过哪些对你有好处的事情，在内心诚心诚意地说："所以，我的行为应该有助于父母健康、平安、幸福！"

- 想想配偶做过哪些对你有好处的事情，在内心诚心诚意地说："所以，我的行为应该有助于配偶健康、平安、幸福！"
- 想想手足和亲属做过哪些对你有好处的事情，在内心诚心诚意地说："所以，我的行为应该有助于他们健康、平安、幸福！"
- 想想朋友做过哪些对你有好处的事情，在内心诚心诚意地说："所以，我的行为应该有助于他们健康、平安、幸福！"
- 想想那些不认识的农民、工人对你的生存有什么作用，在内心诚心诚意地说："所以，我的行为应该有助于他们健康、平安、幸福！"
- 想想那个伤害过你的人让你获得了什么样的成长，在内心诚心诚意地说："所以，我的行为应该有助于他们健康、平安、幸福！"
- 想想全世界所有的人都是有关系的，彼此都很重要，在内心诚心诚意地说："所以，我的行为应该有助于所有人健康、平安、幸福！"
- 想想所有的动物对你的生存有什么作用，在内心诚心诚意地说："所以，我的行为应该有助于所有动物免受痛苦。"
- 想想所有的植物对你的生存有什么作用，在内心诚心诚意地说："所以，我的行为应该有助于植物得到保护和促进合理利用。"
- 想想太阳、月亮、银河系、宇宙对你的存在有什么作用，在内心诚心诚意地说："所以，我的行为应该有助于宇宙和谐美好。"
- 在内心说："我诚心诚意地祝愿所有的人、动物、植物和整个宇宙和谐美好！我的行为应该有助于所有的人、动物、植物和整个宇宙和谐美好！"

每个人可以根据自己现实中的关系进行练习。从自己感觉温暖亲密的关系开始练习。比如，如果你和父母的关系不好，就不要从你和父母的关系开始练习。

除了一体之仁功法外，我还提出了诚意功法。

生活中常常会有人说"我做不到"，孟子区分了真做不到（不能）与不肯做（不为）：

孟子说："如今王的好心好意足以及于禽兽，却不能及于百姓，这是为什么呢？这样看来，一根羽毛都拿不起，只是不肯下力气的缘故；一车子柴火都看不见，只是不肯用眼睛的缘故；老百姓不被保养，只是不肯施恩的缘故。所以，王未曾实行王道，只是不肯做，不是做不到。"宣王说："不肯做和做不到的样子有何不同呢？"孟子说："把泰山夹在胳膊下跳过北海，告诉别人说，'这个我办不到。'这是真的做不到。替老人按摩肢体，告诉别人说，'这个我办不到。'这是不肯做,不是做不到。王不行仁政不是属于把泰山夹在胳膊下跳过北海一类,而是属于替老年人按摩肢体一类的。"(《孟子·梁惠王上》,杨伯峻、杨逢彬译,2019)

同理,如果有人说自己做不到不吸烟、不饮酒、不玩游戏、不做强迫行为、与人交往、养家和家与正家、尽职敬职与乐职、爱护自然、时取节用、参赞化育……那么这些都属于"不为",而非"不能"。如何把"不为"转化成"为"?需要诚意功法。

诚意就是使意念真诚。仅仅在大脑中知道该追求什么、该做什么是远远不够的。正如墨子所说:"今瞽曰,'钜者白也,黔者黑也。'虽明目者无以易之。兼白黑,使瞽取焉,不能知也。故我曰瞽不知白黑者,非以其名也,以其取也。"(《墨子·贵义》)诚意就是使身体知道的过程,倪培民(2022)将其称为"体身化",指的是身体参与认知过程,而不只是通过感官接收,通过头脑分析、推理、认同和储存认知;还指所获得的知识应当转化为身体的倾向性和技能。诚意是《大学》里八条目的第三条:"所谓诚其意者,毋自欺也。如恶恶臭,如好好色。"

使意念真诚的意思是说不要自己欺骗自己。要像厌恶恶臭的气味、喜爱美丽的女子一样(关关雎鸠,在河之洲;窈窕淑女,君子好逑),一切都发自内心。鼻子畅通的人走进恶臭难闻的厕所自然会立刻皱紧眉头、屏住呼吸、嘴角下拉、用手捂鼻,这里没有丝毫的造作,是整个身心对恶臭真诚的厌恶反应。如果是因为感冒鼻子堵塞闻不到气味，走进看着恶心的厕所，虽然脑子里知道应该很难闻，但由于闻不到，身体就不会产生上述那种厌恶的反应，这时脑子里告诉自己"我应该讨厌这里的气味"，就不是诚意的反应。同样，在面对一位美丽的女子时，如果只是脑子里想"这个姑娘的眼睛、鼻子、嘴巴和体型都很符合人们对美的要求，所以我应该喜欢她"，但整个身心却没有心动的感觉，没有渴望亲近的感觉，那么这也不是诚意。我们对待自己的不良习惯、成瘾行为、问题行为和所有的不善的欲念都应该像厌恶恶臭那样诚心诚意地要去除和远离，对所有可以导向美好的善的行为都应该像喜欢美妙的女子那样诚心诚意地去追求。这样的"诚"既是修炼的方法，也是能创能化能成的能量之源（倪培民，2022）。

诚意功法分为两种，一种是消极诚意（如恶恶臭），一种是积极诚意（如好好色）。对于你想要改掉的不良习惯，各种成瘾行为、问题行为，以及任何不善的品质，都可以先做消极诚意功法，然后对成功改掉之后的美好状态做积极诚意功法。

消极诚意功法

- 选境。找一个可以暂时不被打扰的、安静舒适的空间。关掉手机或者将手机调为静音模式。坐在一个舒服的位置上，然后轻轻地闭上眼睛。

- 调身。正襟危坐或盘坐,把身体调整到确定、放松、清醒、有尊严的姿态。
- 调息。把呼吸调整到静、顺、细、长。
- 调心。暂时排除杂念,让杂念随着呼气呼出体外。
- 对标。想一件近期最让你感到厌恶、恶心想要立刻远离的事情、场合或东西(不好的)。这件事情、场合或东西要能在身体上体验到强烈的厌恶、恶心、反感。想象这些的同时觉察你身体上的感受,觉察那种强烈的厌恶、恶心、反感,然后把这种强烈程度定为100。
- 锚定本心,定位这种强烈的厌恶、恶心、反感在身体的什么位置?它是什么样子的?这是你本心所在,你的能量源所在。记住这种感觉。
- 想象一个你想改变的不良习惯或想戒除的瘾,抑或想好转的心理问题或想改掉的不良品质。
- 叩问本心。把注意力放在你本心的位置,叩问自己真的要改变或者戒除吗?让本心做出回答。
- 调出前面你记住的强烈程度为100的诚意感觉,让这种感觉对你想做的事情做出回答。
- 充实。让这种感觉变得更充实、更密实、更稳固。
- 扩充。让这种充实、密实、稳固的感觉慢慢扩大,直至充满全身。
- 给你此时的诚意程度评分。记住这种感觉。

体悟人生，让心灵自由穿行

积极诚意功法

- 选境。找一个可以暂时不被打扰的、安静舒适的空间。关掉手机或者将手机调为静音模式。坐在一个舒服的位置上，然后轻轻地闭上眼睛。
- 调身。正襟危坐或盘坐，把身体调整到确定、放松、清醒、有尊严的姿态。
- 调息。把呼吸调整到静、顺、细、长。
- 调心。暂时排除杂念，让杂念随着呼气呼出体外。
- 对标。想一件你近期最想（诚心诚意）做的事情（善的），无论是你已经开始做的还是你迫不及待地想立刻开始做的事情都可以，这件事情要能让你在身体上体验到强烈的渴望、欲望、冲动。在你想象这件事的同时，觉察你身体上的感受，觉察那种强烈的渴望、欲望、冲动，然后把这种强烈程度定为100。
- 锚定本心。定位这种强烈的渴望在身体的什么位置？它是什么样子的？这是你的本心所在，你的能量源所在。记住这种感觉。
- 想象你自己真心想成为的人和你真心想过的美好生活是什么样子。
- 叩问本心。把注意力放在你本心的位置，叩问自己真的想让自己和生活转化成这样吗?让本心做出回答。
- 调出前面你记住的强烈程度为100的诚意感觉,让这种感觉对你想成为的人和想过的美好生活做出回答。
- 充实。让这种感觉变得更充实、更密实、更稳固。
- 扩充。让这种充实、密实、稳固的感觉在身体里慢慢扩大,直至充满全身。
- 给你此时的诚意程度评分。记住这种感觉。

每天早晚可以各做一次这个练习,这是一种刻意练习。长期练习后,当你在日常生活中遇到困难想要放弃、无法坚持做该做的行为时,就主动调出这种诚意的感觉,坚持履行责任行为,这属于一种事上磨炼。诚意功法可以用在任何你想做但还没实际去做的最终可以导向美好的事情上。

责任与心理健康

在心理障碍的诊断标准中,关于严重程度标准基本都有这样一条:"……或导致社交、职业或其他重要功能方面的损害。"从责任的角度来看,这个标准是说心理症状阻碍了人们去履行某些重要的责任。在诊断系统中不能履行责任被认为是心理障碍的一个结果,而不是原因。不过,也有学者认为,"逃避责任与某些心理病理相关,尤其是抑郁症"(Yalom,2015)。至少逃避责任在很多心理障碍中是一个重要的维持因素。弗洛伊德对此有敏锐的洞察，提出了"二级获益"，是指人生病以后可以从外界获得支持、同情、安慰，还可以免除一些义务和责任，这些好处似乎是对生病的"奖励"，它会使病人心甘情愿地继续扮演病人的角色而不愿康复。弗洛伊德在《精神分析引论》中举了一个非常恰当的例子："一个能做事的工人，在工作中因意外受伤而成残废。他不能再工作了，但因此按期领得少数的赔偿金，而且学会利用伤残讨饭度日。他的新生活虽较低贱，但正因为旧生活的破坏才能得以维持；假使你要医愈他的残废，你就剥夺了他维持生活的手段。"如果我们治好了他的残疾，他就必须承担起工作的责任，靠自己劳动养活自己的责任，为了不承担责任，他就会拒绝好转。

因此，承担并履行责任是很多神经症性心理问题好转的道途。欧文·亚隆（Irvin Yalom，2015）认为："责任概念是心理治疗的核心。从实践的角度看，它是有效的，接受责任可以让个体获得自由，充分实现其潜力。病人接受责任能够带来成功的治疗结果。有证据表明，成功的心理治疗意味着病人变得更加意识到自己对生活的责任。"因此，他建议治疗师必须以启发病人对责任的觉察为明确目的，构建心理治疗。赫尔姆斯·凯泽也认为，"任何可以增强病人责任感的话一定有助于治疗"。

我们也能看到某些人是非常负责任的，甚至是过度负责的，但他们的心理并不健康。这是因为他们的"责任行为"不是出于对责任本质的体悟，而是自由被遮蔽了，受自身想法和情绪控制的表现。

第 4 章 意义的虚无

> 为天地立心，为生民立命，为往圣继绝学，为万世开太平。
>
> （宋）张载

何为意义

本章开篇所引的横渠四句是北宋理学家张载认为的人生意义。天地本无心，但人有心，儒者用自己的心把天地创造育化万物的过程体悟成生生之德，并在《周易·系辞上》里表述为"天地之大德曰生"。然后，基于此来培养自己的博爱济众的仁者之心和廓然大公的圣人之心。我国现代思想家、理学家马一浮先生认为，做到这种识仁求仁、好仁恶不仁，就是为天地立心。其中，"立命"的"立"字可以理解为屹立不倒，因此"立命"就是给我们的生命建立根基，让我们的人生有所寄托，以使我们在无常莫测的人生洪流中可以屹立不倒。继承先贤往圣的绝学，并以此开出一个永恒的太平盛世作为人类生活的家园。

张载不仅认为这是他的人生意义，还认为这应该是所有读书人的人生意义！那么，人生真有意义吗？是人生本来就有意义，还是人生应该有意义？人生是否有意义，是由我们自己来规定的，还是由别人来规定的，抑或是由某种超越性的存在来规定的？

这些问题重要吗？我认为非常重要！有以下五个原因。

第一，拥有明确的人生意义可以让我们保持心理健康。研究发现，人生意义感与人的积极品质呈正相关；与抑郁、焦虑和消极情感等呈负相关。也就是说，拥有较高人生意义感的个体往往有较少的抑郁症状，而拥有较低的人生意义感的个体往往有较多的抑郁症状（董月明，刘爱书，2016）。还有研究结果表明，大学新生的人生意义感与心理健康状况存在相关，人生意义感与心理健康各因子的相关分析显示：人生意义感越强，其偏执的想法越少；对生命越热情，心理健康水平越高，焦虑紧张和恐惧感越少，偏执的想法越少；对未来充满希望，强迫症状、人际关系敏感、精神病性等因子的得分越低。尤其是"对未来期待"这一因子，能显著正向预测心理健康水平（李旭，卢勤，2010）。如果学生的人生意义感减弱，主观幸福感降低，就会导致心理健康水平下降，自杀意念增多（张姝玥，林艳，黄婷，2013）。

第二，拥有明确的人生意义可以帮助我们战胜和超越人生的一切困难、失败、挫折、丧失，甚至创伤。尼采说："一个人若知道自己为什么而活，就可以忍受任何一种生活。"荣格说："意义使人能够忍受许多事情，也许是所有事情。"意义疗法创始人维克多·弗兰克尔也说过几乎相同的话："知道为什么而活着的人，无论怎样活着，都可以忍受。"弗兰克尔（1998）认为："当一个人缺乏生命意义感时，就会产生空虚、无聊、厌烦的感觉，严重的话，还会导致心灵性神经官能症。"苦难或许是绝大多数人的人生无法避免的，人生意义不仅可以帮助人们超越困难，还可以让人们发现困难的价值。弗兰克尔本人就是最好的例子。1942年，除了移民澳大利亚的妹妹外，他们全家被纳粹逮捕，关进集中营。1945年，弗兰克尔被美国陆军解救，而他的父母、兄弟、妻子均丧命于集中营。面对如此惨痛的经历，如此严重的创伤，弗兰克尔依然没有放弃生命的希望。他在探寻了自己和其他幸存者能熬过这一劫的原因后发现，明确而坚定的人生意义是他们经历苦难后积极活下来的原因，因此他发展了意义疗法。

第三，拥有明确的人生意义可以为我们提供人生的方向。我曾看过一句话："行走在沙漠中的骆驼，不怕它的眼中尽是沙漠，只怕它的心中没有绿洲。"心中的绿洲将是骆驼前进的方向，指引着它的每一次抬脚与落步。生活远复杂于沙漠，我们的每个行为、每天的生活方式、每年的努力，都将我们的人生在不同方向上移动（推进或倒退）或原地打转。如果我们在世上活了几十年，跨过了几万里的空间，到最后蓦然发现自己根本未曾走远，那将是多么可悲的事！人生意义既可以保证我们不至于原地打转，也可以保证我们的人生不是在做布朗运动。布朗运动本是一个物理学概念，借此来指每天都有行动却没有方向的人。举个形象的例子：我到了上海火车站，看到有几百趟从上海出发或经过的列车，有去北京的、大连的、青岛的、西安的、重庆的、郑州的，等等。可是，我只知道我要从上海出发，却不知道要去哪儿，那我该怎么买票呢？如果仅仅是要从上海出发、不得不出发，那么我会买一张开车时间离现在较近的一趟车，最好是高铁，至少是要有座位，最好能有卧铺。我看了车次后发现去郑州的车符合这些条件，于是我买了去郑州的车票，上了这趟车。上车坐了几站，到了南京，我觉得我后座的两名乘客太吵了，不想继续坐下去了，便在南京下了车。从南京出发的火车也有几百趟，我买哪一趟车的票呢？去武汉的列车离开车时间较近并且有座位，那就去武汉吧。上车后发现，坐在我隔壁的乘客好像有半个月没有洗澡了，味道实在让我无法忍受，便在合肥下了车。接下来去哪儿呢？去厦门的车好像还可以，便又上了去厦门的车。结果上车后发现，这趟车也不理想，就又在黄山下了车……你看，如果我知道的仅仅是开始并继续行程，那么正如你看到的，我会不断地换车。刚才这一路，我到底想去哪儿呢？我不知道！我用这个隐喻是想说明，我必须有明确的方向，而不能是仅仅知道我需要旅行。**人生意义，就是确定这个方向的灯塔！**

第四，拥有明确的人生意义可以为我们提供前进的动力。继续上面坐火车的隐喻，如果我根本没有任何方向，那么还会出现另外一种情况：我站在售票大厅根本无法行动。当每次想买某趟车的车票时，我都会这样问自己："为什么？理由是什么？"确实，我为什么要付诸行动去买前往西安的车票或前往北京的车票呢？即使我告诉自己就买去北京的车票，我也可以叩问自己："为什么？去北京有那么重要吗？去北京的意义是什么？"如果我回答不了这个问题，那么我可能还是不会把"买去北京的车票"付诸行动。我必须知道并确认去北京的重要性，才会买去北京的车票。行为需要这样的动力，这个动力需要人生意义来提供。当然，如果没有人生意义只是靠本能和冲动也是可以行动的，但这和动物有什么区别呢？

第五，拥有明确的人生意义可以使我们成为真正的"人"。孟子从天命人性的维度提出人与非人的区别："无恻隐之心，非人也；无羞恶之心，非人也；无辞让之心，非人也；无是非之心，非人也。"（《孟子·公孙丑上》）荀子从社会属性维度区分人与非人："水火有气而无生，草木有生而无知，禽兽有知而无义，人有气、有生、有知，亦且有义，故最为天下贵也。力不若牛，走不若马，而牛马为用，何也？曰：人能群，彼不能群也。人何以能群？曰：分。分何以能行？曰：义。"（《荀子·王制》）当然，也可以从是否有理性、是否能使用语言、是否能制造制造工具的工具、是否能审美、是否有宗教性等其他维度区分人与非人。我强调从是否有意义的角度来区分人与非人，即**人是意义的存在**。人生意义是区分人与非人的一个非常关键的维度。我之所以强调这一维度，是因为只有这一维度才可以作为人的心理健康、超越苦难、提供方向等方面的关键性资源。有理性、会说话、能审美、可以有信仰、能制造工具等，都不能有助于人类的心理健康、超越困难和找到人生的方向，

第 4 章 意义的虚无

但意义可以!

人生意义如此重要,那万一人生没有意义呢?前面说的这一堆不都成了废话吗?想要弄明白这个问题,就要先搞清楚"意义"是什么意思。也就是说,当我们说某物或某事有意义时,我们想表达的是什么意思。首先,我们的意思是某物或某事产生了某种作用。如果某物或某事无论是在过去还是在未来都不会产生任何作用,我们就不会说它是有意义的。而且,我们强调的这种作用一定是积极的而不是消极的。这并不是说某事或某物不会产生消极的作用,而是说当我们使用"意义"一词时,真正所感、所想和所表达的已经"坍缩"为其积极的一面。比如,如果我们说"新冠疫情的意义",那么我们是在说新冠疫情产生了某种作用,而且是一种积极作用,而非导致人类死亡或造成经济发展受阻等消极作用。当我们想表达消极作用时,会使用"影响""损失""后果""结果"[1]等。这与《现代汉语词典(第7版)》对"意义"的解释完全一致:"①语言文字或其他信号所表示的内容。②价值;作用。"①和我们这里的主旨无关。我们使用的是②,因此需要知道这个"价值"又是什么意思。在《现代汉语词典(第7版)》中,对"价值"解释为:"①体现在商品里的社会必要劳动。②用途或积极作用。"①是一个经济学解释,与我们讨论的主题无关。综上,我们可以这样概括:意义就是积极作用。

---

[1] 这些词也可以指积极作用,但是"意义"特指积极作用。

这里涉及以下两个关键问题。

- **对谁？** 如果只对我，就是个人中心主义；如果只对人，就是人类中心主义；如果是为了宇宙中的所有一切，就是宇宙中心。在我国传统文化"天人合一"的思想框架下，应然状态应该是个人中心、人类中心和宇宙中心的统一，所以答案应该是，对宇宙中的万有。
- **积极作用和消极作用的评判由谁"立法"**[①]？答案只能是人。一根骨头对狗有没有积极作用，狗无从知晓，尽管狗喜欢啃骨头。只有人知道，也只有人会思考这个问题。就算狗因误食了有毒的骨头而死，它也不知道这根骨头是有消极作用的。因为判断是否有积极作用需要依赖于意识和认知，而这是人类独有的。意义是人类心理的产物，是人类心灵的创造。

接下来，我想深入聊聊上述第二条。意义并不是事物本身所固有的。比如，空气有物理属性和化学属性，按照物理规律和化学规律运动变化，它和温度、地理环境以及其他动植物之间有关系并相互影响，仅此而已，它本身谈不上什么意义。只有当人认识到空气对人类以及其他非人类的积极作用时，空气这种混合物才具有了意义，这个意义是人所赋予的，这不是空气本身所固有的。虽然空气

---

① 这句话仿照的是康德提出的"知性为自然立法"。

第 4 章 意义的虚无

对人类的存活至关重要，但人类的存活并不是空气存在的目的，因此我们可以说，**意义是人类心灵的创造，人是意义的创造者和拥有者**。再次仿照康德的观点，就是"人为意义立法"，同时也要符合康德提出的普遍性原则，即上述第一条"意义应该是对宇宙万有的积极作用"。

"人是意义的创造者"并不难理解，该如何理解"人是意义的拥有者"呢？还拿狗和骨头的例子来说，骨头对狗来说是有意义的，但狗并不知道这个意义，骨头也不知道，只有人才知道。因此，狗和骨头并不知道更谈不上拥有这个意义，而是人所独有的。同理，水对于鱼的意义，只是因为人认为水为鱼提供了生存环境而有的；天空对于雄鹰的意义，只是因为人认为天空为雄鹰的翱翔提供了空间而有的……

又该如何理解人生意义（即人生的积极作用）呢？人生意义的基础是人对一体性、互在性、厚薄性关系的心理表征。如果对关系无法形成心理表征，就无法理解相互作用，更谈不上积极作用了。关于人生的意义，不同的人有不同的思考、判断和体悟。依据对人生意义思索和践行的不同，我把当代人分为以下 10 种不同的生活样态。

- **否定**。认为人生没有意义。
- **无视**。认为人生有没有意义这件事情与己无关，没必要劳心费神地去思索。

- **屈从**。按照别人认为的人生意义而生活。
- **假借**。把别人的人生意义当作自己的人生意义。
- **错简**。把不符合"普遍立法"原则的信条当作自己的人生意义。
- **填充**。因找不到人生意义而又无力面对虚无,只能用其他事情占满生命的空白。
- **分裂**。在人生意义上言行不一。
- **割裂**。只看重某一方面的意义,对其他领域弃之不理。
- **探寻**。正在寻找人生的意义。
- **体悟**。有明确、丰富、和谐的人生意义。

否定

有一次,我在讲到人生意义的时候,一名学员立刻大声反驳道:"人生根本没有意义!"这代表了一部分人的信念。在这些人中,有一部分人是对人生意义没有进行过深思熟虑的,只是听别人这么说后觉得有道理便相信了;还有一部分人是经过深刻的哲学思考后得出了这样的结论。

人们为什么会认为人生没有意义呢?原因有二。

第一,因为人终有一死,死亡终结了一个人的一切,所以无论一个人如何度过这一生,在他死亡的时候全都归于虚无,人生便是没有意义的。有人可能会说,虽然个体会死亡,但他活着的时候所做的事情还会持续地在之后的人身上产生积极作用,比如,孔子、老子、耶稣、佛陀、牛顿、爱因斯坦、爱迪生、福特,等等。无意义者则认为,不仅个体会死亡,若将人类作为一个整体,也必然会在未来的某一天灭绝,届时这一切都将化为乌有。不仅人类会灭绝,包括地球、太阳、银河系乃至整个宇宙都有终结的一天,只要把时间拉得足够长,人生终归还是没有意义的。这个理由看起来极具说服力,但它回答不了"那为什么不自杀"这个问题。按照这个逻辑,既然所有人都终有一死,所有的一切都终将消亡,所有的一切都没有意义,那所有的人都应该自杀了。显然,这是荒谬的,也是绝大多数人不能被接受的。虽然我们不能因为人不选择自杀就得出"人生有意义"的结论,但因为人固有一死而得出"人生就是没意义"的结论也是不能成立的。这个理由还犯了一个错误,就是把意义和时间挂上了钩,并把时间预设成了意义的前提。如果这是对的,那么吃饭也是没有意义的,因为在时间的维度里,过了几个小时你就又需要再次吃饭了。如果有人回答说"对!吃饭也是没有意义的",那他应该绝食而亡。显然,一个正常人不会这么选择。从人类对意义的理解和定义来看,意义和时间无关,意义只是积极作用,与这种积极作用是持续一秒钟还是一万年无关。

第二,人生原初是没有目的的。这派人认为,宇宙本身也是没有目的的,人类的出现不过是宇宙演化的一个随机事件,人并不是被有目的、有意图地创造出来的。既然人类的出现纯属意外，那么人生也是没有意义的。持这种理由的人犯的错误是，把人生的意义建立在造人者的目的基础之上，同时也把人生的意义交给了超越人的存在而不是人本身。首先，目的和意义并不必然有关，想想前面吃饭的例子，如果认同食物对人来说是有意义的，但很显然食物并不是为了让人食用而出现和存在的，那么那些可以作为食物的东西（人造食品除外）也是宇宙演化过程的盲目结果，并没有目的，但这并不妨碍食物对人是有意义的。再想想青霉素的发现过程，亚历山大·弗莱明（Alexander Fleming）并不是有目的地要寻找一种具有抗菌作用的药物，而且青霉素也不是为了服务于人类的健康而存在于自然界的，但青霉素对人类健康的意义却是毋庸置疑的。登上过《时代》（*Time*）杂志封面的神药"伟哥"，研制人员最初研发的目的是用来治疗心血管疾病的，但它最终的意义却帮助了无数被性功能障碍困扰的男性。可见，**目的并不能决定意义。就算人不是被有目的地创造出来的，也不能证明人生是没有意义的。**

如果反过来说，人是被某种超越的存在有目的地创造出来的呢？比如，女娲或上帝。如果真的是这样，那么女娲或上帝的目的是否就能为人生提供意义呢？答案是否定的。假设有一男一女都没有考上北大，他们都因此而感到非常遗憾。他们相遇相爱并结婚，经过深入沟通最终决定生一个孩子，生这个孩子的目的就是让孩子完成夫妻二人的夙愿——考上北大！从孩子出生的那一刻起，他们

第 4 章　意义的虚无

就给孩子灌输他此生的目的就是要考上北大。试想你就是这个孩子，你愿意把你的创造者的目的当成自己的人生意义吗？也就是说，你应该或者愿意把考上北大作为自己的人生意义吗？在内卷的当下，考上北大太有吸引力了，也许你会愿意。那如果父母生下你的目的是为了让你当医生、当教师、当科学家、当企业家、当明星、当军人、继承家族企业……你也愿意吗？换句话说，你愿意完全遵照父母的意愿度过此生吗？因此，扩展到整个人类，就算人是被有目的、有意图地创造出来的，也不能作为人生意义的来源。

2024年暑期热映电影《抓娃娃》对这个问题进行了非常生动和深刻的回答。

马成钢夫妇是儿子马继业的"创造者"，他们为马继业的人生设定了非常精准的目的：考上清北大学经济管理学院工商管理系，然后继承马氏的商业帝国。为此，他们投入巨大的财力和人力为马继业创造了一个虚假又逼真的艰苦环境，以磨炼马继业的性格和意志。常年卧病在床的奶奶、邻居大姐、楼下大哥、菜场小贩、书摊老板、路上偶遇的外国人、医生等，都是马成钢雇人假冒的。马继业爱好体育，喜欢长跑，理想是在赛场上为国争光。马成钢略施小计就让儿子的腿不适，并在"医生"的诊断后说他不再适合跑步，于是马继业不得不痛苦地放弃了自己想过的有意义的人生。在马继业发现真相后，重新找回了自己，并按照自己的想法做了自己喜欢的事——跑步。

虽然电影到最后是圆满的，但现实生活中发生的类似事情则很可能是悲惨的——有些"马继业"终其一生也没能发现真相，有些"马继业"在发现真相之后疯了。你愿意过马继业那样被创造者安排的人生吗？

再看看那些经过深刻哲学思考和周密逻辑推理而得出"人生无意义"的哲学家们，他们的人生就是一个悖论！他们著书立说、发表演讲，终其一生向世人证明人生是无意义的，这却成了他们一生最大的意义。他们成功地证明了无意义的意义！

可见，**人生必有意义！**这不仅是逻辑的必然，也是人生的实然。

人生的意义不源自任何自身之外的东西，只源自人本身！在这一点上，萨特说出了真理的三分之一："存在先于本质。"就意义的具体内容来说，每个人的人生意义确实是要靠自己探索和赋予的，每个人在出生后都要先存活下来，到了一定年龄后才能开始探寻人生的意义。因此，从意义的内容来看，个体的存在先于本质是对的；从意义的形式来说，对人类整体而言，不能说存在先于本质，也不能说本质先于存在，而是**本质和存在同时诞生**。当这个宇宙中的某个物种可以明确地被定义为"人"时，本质就必定同时蕴含其中。在没有这个本质之前，这个物种就不能被称为"人"，这个"人"本身就是在表达他的某些本质，并不是在被称为"人"之后的某个时间节点另外赋予他一个本质。对这个"本质"的具体内容可以有不同的理解，我认为意义就是这个本质之一，**人是意义的存在**！每个人作为人类中的个体，就意义的形式而言，本质先于存在。也就是说，只要他即将生而为人，他的人生就一定有意义，只是他人生意义的具体内容尚不确定。

否定样态的人生活缺乏长远规划，他们今朝有酒今朝醉，或者得过且过。他们可能不工作，甘心做"啃老族"（"全职子女"）或躺平摆烂，还有可能沉迷于网络、酗酒、吸毒等。如果他们工作，就可能会因为不知道工作的意义而要么认为工作是一种负担，要么对工作敷衍了事、偷工减料。他们无法避免空虚、无聊、无意义感的侵扰。

无视

人生也许有意义，但思考这个问题是没意义的。与其苦苦思索，不如视而不见。确实，即使不去思考人生的意义问题，人生也可以继续，并且完全有可能继续得很好。只是，本书的目的是为了更好地应对人生的无常与苦难，提升生命的境界。当人生一切进展顺利时，无视意义问题并不会造成什么严重的后果。然而，当人生遇到苦难时，就需要意义来支撑和度过了。遗憾的是，每个人的人生意义的具体内容都不是那么容易获得的。这就会造成一个问题：当我们遇到苦难需要临时抱佛脚时，却遍寻不得那个"佛脚"。因此，无视人生意义问题并不是对人生负责的态度。

也有人认为，自己的温饱问题还没有解决；工作还没有找到；面临失业；房子的首付还没有攒够；房贷还没有还完；小孩的学校还没有搞定；小孩还没有结婚；老人还需要照顾……这一大堆现实问题已经让我精疲力竭了，哪还有时间去管什么意义不意义的问题。只有有钱、有闲、有文化的人才会想那些问题，我只能干活挣钱、干活挣钱、干活挣钱……这的确是很多人的生活状态。这里存在的误区是，把意义和日常生活割裂开了，认为意义是人生的高级阶段，只有在生活达到了某种层次时，人生才会需要意义。只有生活的基本需要都得到满足后，才需要思索意义的问题。事实上，有意义的人生并不需要做什么特别的事情，只需要对自己日常行为所产生的积极作用有所觉解，这种觉解程度的深浅涉及境界高低的问题，我们将在第 5 章进行讨论。这里只想说，**就算是忙于生计的普通人，也有必要思索和寻求人生的意义，意义可以使我们忙碌辛苦的日常生活充满价值。**

还有人认为，个人只是广袤宇宙中的一粒微尘，在茫茫人海中我们是微不足道的存在，即便我们死了也不会引起世界的注意，地球缺了谁都照样转。人生就是挣钱、吃饭和睡觉，中间穿插点休闲娱乐和旅游。能这样过一生已经很不错了，哪还有什么闲心考虑意义不意义的问题呢，别把自己看得那么重要！诚然，我们对于全人类对于整个宇宙来说并不是那么重要。就算没有孔子、老子、孟子、庄子，也会有东子、胡子、赵子和钱子；就算没有牛顿，也会有马顿；就算没有爱因斯坦，也会有孙因斯坦……但人生对于我们自己来说却是至关重要的！人生是我们自己的人生，人生对我们来说绝对不是一粒微尘，而是全部！我们必须过好这一生，而意义对过好这一生来说是相当重要的。因此，我们不能无视人生意义的问题。

无视样态的人按部就班地生活，好像人生本来就理所应当是这个样子，过着"常人"的常态生活。他们可能不工作，也可能工作。如果他们工作，那么他们是可以完成自己的本职工作的，但可能会逃避责任、避重就轻、应付了事、不求有功但求无过；也可能会很认真地完成任务，因为他们认为工作就应该认真努力，但不认为需要认真审视为什么应该如此，因为大家都是这样的。他们也不会去思考自己的今天为什么是这个样子，更不会去思考以后想变成什么样子，因为一切自然而然就该如此，接下来的人生也是水到渠成或者车到山前必有路的，没必要去关心人生意义问题。由于缺乏意义的支撑，因此他们会经常产生烦、累、不公平、愤怒等负面情绪。

屈从

有些人在经过艰苦卓绝的奋斗后，终于把自己的人生活成了别人的人生。这是对屈从样态的人最贴切的写照。他们是为了理想而奋斗的人。他们明确地知道自己的人生是为了实现某种意义，也清楚地知道这种意义不是自己赋予自己人生的，而是来源于自身之外的他者——这个"他者"既可能是父母、朋友、领导，也可能是偶像、哲学家、伟人，还可能是海德格尔所说的终将查无此人的"常人"，抑或是大众文化或某种亚文化等。他者一直在提供着各种各样的人生意义，当我们缺乏拒绝的勇气时，就会屈从于他者认为的人生意义，将我们的人生服务于他者的意愿。比如，父母可能会认为稳定才是人生最重要的事情，其他的事情都没什么意义，你应该追求稳定，所以你应该考公务员或事业编；朋友可能对你说想那么多都没用，能赚到钱才有意义；大众文化可能会告诉你，当今社会追求成功才是最大的意义；化妆品生产厂商可能会告诉你，没有比保持年轻美貌更有意义的事了；保健品公司可能会告诉你，除了健康，你若关注别的领域就都是愚蠢的表现；某些社会不良现象可能会告诉你，只有权力才能在关键时候解决问题……这些都可能会被你拿来当作自己的人生意义。

《中庸》为我们探索和确定自己的人生意义提供了方法论的指导："博学之，审问之，慎思之，明辨之，笃行之。"这必然要经历对他者认为的人生意义进行学、问、思、辨、行的过程。屈从的人是前四个"学、问、思、辨"的过程和第五个"行"的过程之间的不一致。他们对他者所传递的人生意义进行了或肤浅或认真的思考，感到自己并不能发自内心地认同，那些并不是自己真正想要的人生——或许是因为他们并不清晰地知道自己的人生意义；或许是因为自我太过弱小，无力坚持自己的人生意义；或许是迫于现实环境的压力，不得不压制自己的人生意义……最终，出于多种原因导致他们在没有本心肯认的情况下去"笃行"了，选择了按照别人的方式去生活。

屈从样态的人会按部就班地工作，或者努力地工作，但他们做的事情不是发自内心想做的，他们会像个木偶一样屈从于他人：他们所做的都是为了满足别人的需要、要求或期待；他们为了别人牺牲自己，为了别人而活而不是为了自己而活，所以他们会感到压抑、愤怒、委屈；如果他们感觉不到这些不满的情绪，就会以心身疾病的形式表达出来。

假借

假借比屈从要更可悲一些。假借是六书之一，指的是有的词人本来没有为它造字，而是用一个其他的同音字来表示。比如，用"北"表示方向就是假借，人们没有为方向的"北"创造一个字，就把本来表示"相背"的"北"拿来表示方向的北了。此外，表示重量的"斤"、第一人称代词"我"等，都是假借字。

在此，我把"假借"一词假借过来，指代那些没有自我却有人生意义的人。与屈从的人的区别在于：假借的人并不知道自己的人生意义不是自己的；屈从的人经过了自己的"学、问、思、辨"

的过程，假借的人则缺失了这四个过程，没有经过"学、问、思、辨"就直接"笃行"了。他们的人生也可以过得很充实、很精彩，可以为世界做贡献，甚至是巨大的贡献。他们可以在生活和工作中获得一定的满足感，甚至是自豪感。然而，他们的内心深处偶尔会冒出空虚感和无意义感。如果这种假借的意义被否定，他们就将陷入彻底的迷茫和空虚，他们没有作为自己而活过，也没有真正的自我。

假借的人会很认真、很努力地生活和工作。他们有目标、有理想、有追求，愿意为了实现理想付出切实的努力；他们会有标准、有目的地选择职业，并能认真努力地完成工作；他们可以做领导（甚至可以做很大的领导），他们也可能有自己的企业，并成功上市；他们能从生活和工作中获得一定的满足感，甚至是自豪感。因为他们没有自我，所以莫名的抑郁、莫名的空虚或心身疾病都有可能是试图唤醒他们人生意义感的信使。

错简

"错简"是校勘学术语，本意是指以竹简按次串联编成的古书，因某种原因导致的次序错乱。我把错简假借过来描述那些把不符合"普遍立法"原则的信条当作自己人生意义的人。"普遍立法"原则是康德三条道德律令中的一条，意思是说一个人的行为准则应该具有普遍性，即可以推广到所有人，所有人都可以按照这条准则行事，只有这样的准则才可以作为一个人的行为准则。比如，"不能杀人"这条行为准则就符合普遍立法原则，因为它可以推广到所有人身上；而"可以插队"这条行为准则就不符合普遍立法原则，因为它不能推广到所有人身上。错简的人类似于把无知当个性的人，是信奉某些歪理邪说的人。他们明确知道自己的人生意义是什么，并且非常顽固地坚持自己的人生意义。然而，他们人生意义的具体内容是有问题的，是不能推广到所有人身上的。比如，东晋人桓温曾说"若不能流芳百世，亦当遗臭万年"，即他认为的人生意义就是要产生广泛而持久的影响，哪怕这种影响是负面的，甚至是恶的；信奉"人不为己天诛地灭"的人认为，人生的意义就是一切都要满足自己的私欲，无须考虑他人的感受和需要；信奉"有钱能使鬼推磨"的人认为，人生的意义就是挣足够多的钱，无须在意是否符合道德、法律……信奉这类人生意义的人就是我这里说的"错简"。有些错简的人认为自己是基于对社会现实的深刻认识而做出的理性选择，也有些人是因为有过吃亏、受伤、行不通等经历而选择的。无论如何，他们缺乏对光明的信任，缺乏对人性中善的信任，缺乏对美好的追求。

错简的人可能在工作中表现出众，但他们的人际关系也许不太理想，因为别人很难理解他们，甚至觉得他们不可理喻。他们可能无法理解别人为什么不理解他们，可能把别人当作纯粹的工具，还可能他们本身就很固执、偏执、自恋、自以为是。

填充

因为人生意义如此重要，所以当有些人找不到人生意义时会感到恐慌。这是一种对无限虚无的恐慌，人们在面对它时会产生一种被吞噬的恐怖感。这部分人曾有过明确的奋斗目标，但他们没有对关系的一体性和互在性有所体悟，这样的目标是有限的而不是无限的。当目标实现时，余下的人生该用来干点什么呢？他们已经习惯了奋斗和忙碌，而曾经为之奋斗和忙碌的目标都已经实现，他们却已经无法停止奋斗和忙碌了。因此，他们希望能找到有意义的事情去为之奋斗和忙碌，但人生意义的获得绝非易事，他们很可能在短时间内无法找到人生的意义，这与他们认为人生需要被填满是相悖的。这样一来，他们只能不断扩大之前的目标，同时陷入虚无。比如，之前的目标是不仅没有任何贷款，还有 50 万存款，现在变成了要有 500 万存款；之前的目标是 500 万存款现在变成了 5000 万存款。不仅是金钱，名声和权力亦然。比如，从三线明星变成二线明星再到一线明星，直到巨星，最好是包揽各大奖项；权力的追求从中层到高层再到顶层。对他们来说，这不是欲壑难填，也不是来自可能被"打回原形"的恐惧，而是他们希望自己在有生之年干点什么。在他们意识到这种同质扩大的目标无法再为人生提供足够的意义支撑后，他们又陷入了虚无。尽管他们仍在奋斗，但激情已不在。他们也有可能开始各种有品位的娱乐活动，比如，高尔夫、音乐会、游艇或帆船、马术、收藏，等等。他们做这些并不是为了审美或体验，而是为了填补人生的空白，让自己有事可做，因为他们一旦停下来就不得不面对人生意义的问题，这是他们无法忍受的。

他们的人生需要被某些东西填充，可以是惯性的努力工作，可以是高端的休闲娱乐；可以是各种应酬，可以是吃喝拉撒的琐事；可以是一年读 50 本书，可以是各类培训班、成长课程……具体用什么内容来填充并不重要，重要的是不能留白。然而，人生并非容器，不是用来装东西的，而是要寻求意义的。**人生只会因为被填满而变得忙碌和疲惫，但不会变得充实和有意义。**在夜深人静的时候，在马不停蹄的缝隙，空虚、迷茫、焦虑还是会到访，这种感觉成了他们人生中赶不走的魅影。

填充样态的人可以把生活打理得很好，他们总是很忙。他们的工作往往会很出色，可能会做到高管的位置，但他们仍会有无意义感和无价值感。

分裂

完美是一种认知需要，存在于人类的期待和想象中。然而，现实有其运作的法则，它并不完美，甚至可以说是非常不完美的。人虽然受环境的影响和限制，但正如本书在第 1 章所说，人是自由的，可以不被环境完全规定。

分裂的人指的是那些言行不一的人，他们冠冕堂皇地向世人宣称自己的人生意义，并且信誓旦旦地说自己一直在不遗余力地实现其人生意义。可是，他们的很多行为其实都是违背自己的价值观的。他们知道人生必有其意义，也明确地知道自己的人生意义所在，但遗憾的是，他们或被动或主动地放弃了践行自己的人生意义。这些人很无奈，甚至很委屈。他们觉得自己是被不完美的现实所逼迫，不得不这样的。这类人的典型代表是忘记初心的贪官，他们原本胸怀天下、踌躇满志地踏上实现人生意义的道路，最终被现实无情地抽打得遍体鳞伤。

很多分裂的人都有苦难言，他们认为是社会现实的不完美改造了他们，为了保住工作或为了求生存，只能让自己的行为和自己的理想分裂开来。只是，"社会现实"只能作为观念的实在而存在，不能作为实体而存在。当你把责任归咎于社会现实时，你会茫然地发现你根本找不到那个所谓的"社会现实"来为此负责。你既找不到某个人，也找不到某个组织，故无法指着这个人或组织说"你就是社会现实，你应该为此负责"。每个人不仅被社会现实影响，还在同时改变和创造着社会现实。最终活成分裂的人，恰恰成了他们痛恨的社会现实的共同创造者！

或许有人会这么想："我一个人改变有什么用？不仅不会对大环境有任何改变，还会使自己遭受各种不公平待遇，这不是傻吗？！"如果这真的是傻，那我认为人类文明的进步、道德的进步、法制的进步就是靠成千上万的"傻子"推动的！另外，这种认为别人甚至社会现实应该先改变、自己随后自然会改变的人，相当于把自己的人生交给了别人或社会负责。可是，当真的需要有人为此负责时，除了分裂的人自身，并没有任何所谓的"社会现实"会为其负责。就像在内卷的当下，如果某人的孩子因为内卷得太厉害而不能继续学业甚至罹患心理疾病时，并不会有任何一个叫作"内卷"的人、组织或文化来为此负责，一切的苦痛只能自己负责。虽然这很无奈，却是实情。越早认识到这一点，就能越早地为自己的人生承担起责任。

分裂的人的内心充满着纠结和冲突，他们试图对自己的行为进行合理化，这可能会在短时间内有用，但他们追究逃脱不了良知的拷问，每当良知闪现时，他们就会备受煎熬，不得不面对冲突、矛盾、自责、内疚等情绪。煎熬的程度和人的分裂程度有关。分裂程度最高的是那种已经心甘情愿地放弃了曾经认同的人生意义，并认为这是成熟表现的人；其次是那些在公众面前满口仁义道德、私底下无恶不作的人；再次是虽然每天努力做着违背自己价值观的事情，但在同时也知道这不是自己人生意义的人。我们可以借用心理诊断的术语"自知力"来更好地理解，即自知力差的人总是比自知力好的人病得更严重；不认为自己分裂的人比知道自己分裂的人沦落得更严重；分裂得越严重，自我越"和谐"，煎熬越少。

分裂样态的人既可能生活得很好，也可能生活得很糟。他们既可能是空想者，也可能是言行不一者。他们既可能不工作，也可能工作。如果他们工作，他们可能就会有很好的工作。他们的工作表面上看符合他们的价值观，但他们其实做了很多违背价值观的工作，他们认为这是迫不得已的。

割裂

人是关系的总和。几乎没有人只活在一种关系之中，每个人都是复杂关系网中的一个结点，生活在多种关系之中。比如，我生活在这些关系中：与母亲的母子关系、与妻子的夫妻关系、与儿子的父子关系、与女儿的父女关系、与岳父的翁婿关系、与哥哥的兄弟关系、与姐姐的姐弟关系、与姑姑的姑侄关系、与叔叔的叔侄关系、与不同亲属的亲戚关系、与不同朋友的朋友关系、与不同来访者的咨访关系、与工作的关系、与身体的关系、与金钱的关系、与名誉的关系、与我所住的房子的关系、与我手机的关系、与草坪的关系、与交通法规的关系、与气候的关系、与月亮的关系……所有人都是如此。

每个人对不同关系的重视程度各异。比如，有的人认为与家人的关系比与工作的关系更重要，有的人则可能恰恰相反；有的人更重视与身体的关系，有的人则可能更重视与名誉的关系。在不同的时间段，不同关系的显隐程度也是不同的。比如，我在做咨询时，我的咨访关系位于前台，处于凸显态，我的夫妻关系、亲子关系、朋友关系等其他关系是隐蔽的，处于隐蔽态；当我和家人共进晚餐时，我的夫妻关系、父子关系、父女关系处于凸显态，其他关系则转成了隐蔽态；当我正在和家人共进晚餐时突然接到了同学的电话，此时同学关系便从隐蔽态转换成了凸显态，夫妻关系、父子关系和父女关系则转换成了凸显和隐蔽的混合态；在我学习的时候，我与自我成长的关系是凸显态，如果我在看书的过程中想起了以前的某位老师，那么此时的师生关系又转变成凸显态。我们每时每刻都活在关系的凸显态、隐蔽态、混合态的不同组合中。

由于时间和精力是有限的，因此我们不可能同时照顾好所有的关系，但每种重要的关系都应该得到与其重要程度相符的照顾。所谓"割裂"，指的是过度重视某种关系而忽视了其他关系，即某种关系或少数的几种关系长期处于凸显态，以至于其他的重要关系得不到应有的照顾。比如，某些"工作狂"就是与工作的关系长期处于凸显态，游戏成瘾的人就是与游戏的关系长期处于凸显态。割裂的人可能在某些领域取得了非常大的成就，但在其他重要领域则可能做得非常糟糕。他们的人生意义太过单薄，不足以支撑起复杂的人生。一旦长期处于凸显态的关系丧失，对他们来说就会是灭顶之灾。就像只有一根支柱的蘑菇亭，如果这唯一的一根支柱倒塌，整个亭子就会倒塌；如果是有八根支柱的八角亭，那么若其中的一根支柱倒塌，整个亭子仍然可以继续存在。**人生不应是蘑菇亭，而应是八角亭。**

割裂的人生活是不和谐的，他们会在某一方面投入得更多甚至过度，但在其他方面明显投入不足。如果工作恰好是他们关注的领域，他们就会对工作过度努力；如果工作不是他们关注的领域，他们对工作就只是敷衍了事。他们会很享受自己所关注和投入的领域，对其他领域则依赖别人更多的付出，这很可能会引发人际冲突。

探寻

探寻的人有着高人生意义认同感、低人生意义拥有感。也就是说，他们坚定地认为人生必有其意义，但尚未确定自己的人生意义。他们正在努力地探索和赋予自己的人生以意义。处在埃里克森所说的"同一性确立"对"同一性混乱"的青春期的少年，往往是处于这种探寻状态。基于很多复杂的社会历史原因，使得我国很多成年人如今也长期处于这种探寻状态。有的人从未拥有过自己的人生意义，一直都在探寻；有的人曾经拥有过某些人生意义，但后来发现那不是自己真正认同的人生意义，便开始探寻新的人生意义。他们在知识层面储存着很多人生意义，但都是听别人说的或从书上看的。这些所谓的"人生意义"仅仅是作为知识，静静地躺在他们的大脑中。他们会在检视这些意义后，发现自己的内心并不能认同这些意义，然后用各种各样的理由来反对把它们视为自己的人生意义。他们或许认为那样的人生意义太过天真幼稚；或许认为那样的人生意义太过愚蠢；或许认为那样的人生意义是别人用来控制他们的工具，是在给他们洗脑；或许认为那样的人生意义太高大上、假大空，与自己的凡俗生活无关；或许认为那样的人生意义不值得去实现；或许认为秉持那样的人生意义最终会使自己吃亏和失败；或许认为秉持那样的人生意义会使自己无法适应这个社会……总之，他们所有知道的人生意义都不能作为他们自己的人生意义。遗憾的是，他们又想不出能让自己内心认同的人生意义。也就是说，他们想去哪儿，但又不知道该去哪儿。这是一种相当苦闷的生活样态。

探寻样态的人无论如何都会对现状感到不满。他们一边认真努力地生活，一边严肃认真地思考，对人生意义的探寻是他们生活中最重要的部分。这类人也许是主观痛苦感最强的，他们明确地感知到自己缺少人生意义的引导，但苦于找不到自己终极的人生意义。他们不是迷茫，而是苦闷。

体悟

体悟指的是对人生意义有着全面而深刻的体验和领悟，并且做到了知行合一。如前文所述，由于关系的多样性，人不可能生活在单一的关系中，每种关系都有其意义。所谓"全面"是指体悟的人能认知到每种关系的意义，所谓"深刻"是指体悟的人对每种关系意义的认知都能触达本质。我所说的"本质"是指关系的一体性、互在性和厚薄性。这并不是说体悟的人会把整体有限的时间和精力平均分配给每一种关系，而是说他们在不同的人生阶段能够对不同关系的重要程度进行合理排序，并能根据实际情况调整这种排序。比如，初为人母的女性在孩子上幼儿园之前把母子关系排在首位是合适的，但在孩子上了大学后仍然把母子关系排在首位就不合适了。体悟的人在同一时间段内也可以根据紧急程度暂时调整不同关系的重要性。比如，一位有个六个月大孩子的母亲，本来母子关系在凸显态，但由于自己必须在一个星期之内独立完成某些重要工作，她就可以求助于其他家人帮忙带孩子或是请一位保姆，在这个星期暂时把与工作的关系提升到凸显态。在儒家文化里称之为"权"。孔子说："可与共学，未可与适道；可与适道，未可与立；可与立，未可与权。"（《论语·子罕》）每个人在学识、追求、信念和权衡能力方面都是不同的。有些人可能只是你学习的伙伴，不一定能与你共同走向道；有些人可能能与你共同走向道，但无法坚定地走下去；有些人可能既能与你共同坚守相同的信念，又能权衡轻重、灵活应对各种变化，这才是最难得的伙伴。黄侃《疏》引王弼曰："权者，道之变。变无常体，神而明之，存乎其人，不可预设，尤至难者也。"权是衡量轻重缓急而随机应变。孟子曰："权，然后知轻重。"（《孟子·梁惠王上》）淳于髡问孟子："嫂溺则援之以手乎？"孟子回答说："嫂溺不援，是豺狼也。男女授受不亲，礼也；嫂溺援之以手者，权也。"（《孟子·离娄章句上》）《春秋公羊传》桓公十一年云："权者何？权者反于经，然后有善者也。"在这里，"经"可以理解为常规、原则、固定的做法或道理。"权"则是指根据情况的变化，灵活地调整策略或方法，不拘泥于原有的规则或框架，以达到更好的结果。这句话强调在处理问题时，要根据实际情况灵活变通，不能一味固守成规，既要注把握则性又要注意灵活性，但宗旨是不能违背善。

体悟样态的人不一定很富有，但一定很丰富、很和谐。他们会很主动，能发自内心地认真负责地投入工作，还会有很多创造性。他们能体会到工作的意义和价值，能充分地享受工作。他们的内心富足，体验深刻。

多数人的生活是几种生活样态的组合，比如，有的人同时处于假借样态、割裂样态和探寻样态；有的人同时处于错简样态和分裂样态；有的人同时处于屈从样态和无视样态……

我坚定地认为，成年人的生活只应该有一种样态，就是体悟样态！在此之前，探寻样态应该随着青春期的结束而完成。虽然事实并非如此，但我们不应因为现实而放弃理想，而应根据理想来改造现实！对于成年人来说，除了体悟样态，其他的样态都属于"长大没成人"，用海德格尔的话来说就是"没有活在本真态"。对于儿童和青少年来说，父母老师和社会都肩负着引导他们最终获得体悟样态的责任。责无旁贷！义不容辞！

◆ 知止的功夫

如何找到真正属于自己的人生意义呢？首先需要深入思考"人

是否有别于禽兽"这个问题。人是地球上唯一可以对关系形成表征的生物，是唯一可以对自己的人生进行思考和选择、有所筹划和体悟的存在。这是人与禽兽的本质区别之一。仅凭这一点，就足以让我们奉行意大利诗人但丁的名言："人不能像走兽那样活着，应该追求知识和美德！"在此，我把这句话改为："人不能像走兽那样活着，应该追求人生的意义！"

假设下面是一名初中生及其父母的一段对话。

学生："我为什么要学习？"

父母："因为这样你才能考上高中。"

学生："我为什么要考上高中？"

父母："因为这样你才有可能考上大学。"

学生："我为什么要考上大学？"

父母："因为这样你才能找到工作。"

学生："我为什么要工作？"

父母："因为你需要挣钱养活自己。"

学生："咱家的钱已经够我花几辈子了，我为什么还要挣钱？"

父母："因为那是我的钱而不是你的钱，我是不会把这些钱留给你的。"

学生："那随你们便吧！"

显然，上述对话在结束时并没能给这名初中生提供足以支撑其学习的理由。其实父母需要给孩子一个不允许被继续提问的回答，这个回答就是："因为你是人！"孩子在听到这个回答后不会再继续提问"为什么我是人"，因为他"是人"这一既定事实是一切思考和行为的原初基点。因为我们是人，所以我们不能像牲畜或宠物那样生活，要做人应该做的事情——**寻求自己人生的意义**。找到人生意义的第一步，就是要坚信自己的人生一定有意义！天生我材必有用！

如果你还没有体悟到自己的人生意义，就要通过"学、问、思、辨"这四个步骤来探寻自己的人生意义，我称其为"知止"。"止"有两个含义，一个是"停止"的意思，一个是"不能停止"的意思。这两个看起来相悖的含义其实是一个意思，即该停止的时候就停止，不该停止的时候就不能停止。《周易·艮·象》曰："艮，止也。时止则止，时行则行，动静不失其时，其道光明。艮其止，止其所也。"艮卦告诉我们，在生活中要能够审时度势，知道何时该停止、何时该前进，以达到最佳的效果。同时，也强调了"止"的重要性，即明确自己的定位和目标，既不盲目行动，也不轻易放弃。《大学》开篇的三纲领"明明德""亲民""止于至善"告诉我们，最终要停在"至善"里，在没有达到"至善"之前是不能停的。接下来的六证以终为始，把"知止"作为修行的起点，"知止而后有定，定而后能静，静而后能安，安而后能虑，虑而后能得。物有本末，事有终始。知所先后，则近道矣"。（《大学》）这段话告诉了我们一个修身养性、做事为人的道理,即在面对事物时要有清晰的认知和判断力,知道何时该停止、何时该行动,以及如何保持内心的平静和稳定,从而能够深思熟虑,最终达到至善的境界。同时,还提醒我们要把握事物的本质和规律,理解其发展的过程和结果,这样才能更好地应对生活中的各种挑战。《诗经》里说:"邦畿千里,惟民所止。""缗蛮黄鸟,止于丘隅。"子曰:"于止,知其所止。可以人而不如鸟乎?"强调我们应该具有自我认知和自我约束的能力,明确自己的目标和定位,既不盲目追求,也不过度放纵,这样才能过上真正有意义的生活。

知止就是明确地知道自己的人生意义,也就是明确地知道自己每天的所作所为对谁有什么积极作用(即我们口语中常说的"有好处")。在"学、问、思、辨"中,**第一步"学"是博学**,即广泛地学习了解他人对人生意义提供了哪些建议,他人认为人生应该对谁有什么好处。他人既可以是先贤圣哲、思想家、哲学家、科学家、政治家,也可以是自己的父母、老师、同伴或偶像等。这样我们就获得了一个人生意义库,里面储存了大量的别人认为的人生意义是什么。

第二步"问"是审问,即对这些人生意义进行审慎地提问:"这作为人生意义是合适的吗?"然后,剔除我们认为不合适的意义。在此,我提供两条判断标准,以便进行剔除:一是要符合康德所说的"普遍立法原则",即所有人都可以把这作为人生意义而不会产生任何伤害；二是要符合孟子所说的"求在我者"，即它的实现不依赖于外部的标准和条件，比如"获得别人的尊重和认可"就不符合第二条标准，所以就不适合作为人生意义。

第三步"思"是慎思，谨慎地思考这些剔除后保留下来的人生意义中，有哪些你愿意将其作为自己的人生意义。比如，我认为人生首先要对自己有好处；然后对家人、朋友、其他人有好处；最后是对我们生存的地球环境有好处。"有好处"又可以细分为很多不同的领域，比如，我的一个最主要的人生意义是对他人的心理健康有好处。对他人的生理健康有好处就不是我的人生意义，这可以作为医生的人生意义；对他人的安全有好处也不是我的人生意义，这可以作为警察的人生意义。这就是慎思的过程。

第四步"辨"是明辨，即对那些愿意作为自己人生意义的条目进行辨析，明确地判断出哪些适合作为自己的人生意义。这里主要考虑三个因素：能、势、趣。在先秦哲学中，所谓"能"指人的能力（张岱年，2017）。无论把什么认可为人生意义都需要我们从事具体的劳动，不同的领域对能力的要求是不同的。比如，我愿意把"为他人提供音乐上的享受"作为人生意义，可惜我天生五音不全，没有音乐细胞，所以把这当作我的人生意义并不适合。如果钱学森选择了绘画，齐白石选择了核物理，也许就不会有真正的钱学森和齐白石了。要想了解自己的能，除了通过自己的主观感觉外，还可以借助一些人格测评或职业测评工具（比如 MBTI）。"势"的基本含义是事物因相互之间的位置而引起的变化趋向。这里包含两层含义：一是事物与事物之间的相对位置；二是由此等相对位置而引起的变化趋向。前者指今日所谓的"形势"；后者指今日所谓的"趋势"（张岱年，2017）。比如，把 AI 作为为人类谋福祉的手段就符合现在的大势，所以你去学习研究发展 AI 在某一具体领域的应用，把通过 AI 造福人类作为人生意义就是可行的；相反，如果你想通过改进钢笔的书写功能给人们带来便利则显然是不符合势的。"趣"是指自己的兴趣爱好。一个人的能和大环境的势并不局限于某一单一领域，比如，某个人的人际交往能力、语言表达能力、同情理解能力、综合分析能力等都很好，他认同的人生意义是人生应该为他人带来好处。做律师、教师、心理咨询师、管理咨询、行政领导等多个职业都能满足他的人生意义，并且也都很符合现在的势，那么他到底该选择哪个职业呢？这就要考虑他的趣之所在了。由于趣的因素让这种人生意义的最后确定不仅是一个理性的选择过程，还是一种情感选择过程，因此我们会对这样的人生意义赋予热爱之情。

经过这四个过程选择的人生意义是经由本心肯认的，这样的人生意义会让我们感觉到发自本心的庄严和恭敬，是真正属于自己的人生意义。这就使得它不同于前面所说的屈从、假借和错简。

表 4-1 是一个宽泛的他者认为的人生意义库，你可以根据"学、问、思、辨"这四个步骤来确认哪些人生意义适合作为你的人生意义。位于首行的数字中，"1"表示非常不合适，"2"表示不

合适,"3"表示不确定,"4"表示合适,"5"表示非常合适。请你根据自己的认同程度,在各条人生意义相应的空格处画"√"。

表 4–1　　　　　　　　　　**人生意义库**

人生意义内容	1	2	3	4	5
人活着是为了追求健康长寿					
人活着是为了追求外表有魅力					
人活着是为了追求内心平静					
人活着是为了追求快乐幸福					
人活着是为了及时享乐					
人活着是为了追求凡事做到尽善尽美					
人活着是为了追求不犯错误					
人活着是为了学更多的知识					
人活着是为了挣更多的钱					
人活着是为了追求出名					
人活着是为了追求权力					

续前表

人生意义内容	1	2	3	4	5
人活着是为了超越/战胜别人					
人活着是为了追求进天堂/永生/成佛/成仙					
人活着是为了实现自己的潜能					
人活着是为了经历磨难,锻炼自己					
人活着是为了增长智慧					
人活着是为了满足自己的欲望					
人活着是为了追求自我成长					
人活着是为了吃喝玩乐					
人活着是为了努力工作					
人活着是为了尽到自己的责任					
人活着是为了让别人喜欢自己					
人活着是为了获得真爱					
人活着是为了结婚生子					

续前表

人生意义内容	1	2	3	4	5
人活着是为了让父母生活得更美好					
人活着是为了让配偶生活得更美好					
人活着是为了让子女生活得更美好					
人活着是为了使自己的家庭幸福					
人活着是为了让亲戚朋友生活得更美好					
人活着是为了促进社会的公平正义					
人活着是为了关心和帮助他人					
人活着是为了与他人和谐相处					
人活着是为了让他人获得幸福					
人活着是为了让社会变得更美好					
人活着是为了让祖国变得更美好					
人活着是为了让世界变得更美好					
人活着是为了创造出一些对世界有用的东西					

续前表

人生意义内容	1	2	3	4	5
人活着是为了让世界更公正					
人活着是为了让世界更和平					
人活着是为了对世界做出贡献					
人活着是为了保护动物/植物					
人活着是为了让环境更美好					
人活着是为了让宇宙大家庭更美好					
其他你认为的人生意义					

从表 4–1 中选出分数排在前 10 位的人生意义，然后在每个人生意义下方清楚地写下为了实现这个人生意义需要做的具体事情。这里最主要的是职业选择，但不局限于职业领域。关于日常的行为习惯、人际交往和休闲娱乐方式等，都需要考虑到人生意义，即都需要在人生意义的统摄之下。职业是在一段较长时间内通过某种专业劳动稳定地服务于人生意义的；日常行为、人际交往和休闲娱乐等是不需要专业技能在更广泛的领域内随时随地地践行人生意义的。如前文所述，我的一个非常重要的人生意义是我的人生能够对他人乃至全人类产生好处，从职业选择方面来说，有太多的职业可

以服务于这个人生意义,但最终我认定了通过心理咨询对他人的心理健康产生好处。在除了职业时间外,我的所作所为考虑的就不仅仅局限在为他人的心理健康提供好处的范围之内,而是所有的行为都会考虑是否能对他人产生好处。比如,不乱扔垃圾是考虑到环保工人的辛苦,不践踏草坪是考虑到绿化工人的劳作,娱乐时有所节制是考虑到不要扰民。

写这部分内容时要尽可能全面地写一些可衡量、可操作的具体行为,而不是概括性的指导原则。比如,你认同"人活着是为了让父母生活得更美好"这条人生意义,那么可以写诸如"每天陪父母聊天半小时,每个星期给父母做一顿饭,每年带父母旅游两次,每年带父母体检一次,天气变化的时候嘱咐父母注意增减衣物等"这类具体的行为,而不是写"我要多关心父母、多陪伴父母"这类概括性的指导原则。

接下来就是"笃行"的环节,清晰地写下来并明确地记在心里还远远不够,关键是要落实到具体的行为上。需要把这些行为安排在每星期生活安排表中(见表4-2)。我们追求的境界是行住坐卧、一言一行、一举一动都在实践我们的人生意义。要追求做到如孟子所说的"睟然见于面,盎于背,施于四体,四体不言而喻"(《孟子·尽心章句上》),即让我们内心真诚向善的情感自然而然地流露在外表和行为举止中,无须言语,就能让周围的人看到。

体悟人生，让心灵自由穿行

表 4-2　　　　　　　　　每星期生活安排表

时间	星期一	星期二	星期三	星期四	星期五	星期六	星期日
早上							
上午							
中午							
下午							
晚上							

第 5 章

境界的沦丧

> 夫大人者，与天地合其德，与日月合其明，与四时合其序，与鬼神合其吉凶。
>
> 《周易·乾·文言》

"意义能当饭吃吗？"

"境界多少钱一斤？"

一旦金钱成为万物的尺度，境界就彻底沦丧了！

德裔美籍哲学家赫伯特·马尔库塞（Herbert Marcuse）在几十年前就指出了工业文明和资本主义对人的异化，并认为"革命"的时机已经成熟。遗憾的是，几十年过去了，人被科技和资本异化的程度非但没有减轻，反而愈演愈烈。目前在"00后"群体中出现了一种动向，网上称之为"对消费主义的祛魅"。令人担忧的是，这种祛魅已经显出过头的倾向，滑向了虚无。他们仅知道不想要什么，但不知道想要什么，连意义和价值也一同被虚化了。消解了意义和价值的人生同样是可怕的，即所谓的"过犹不及"。意义是人之所以为人的本质之一，只要还有人类存在，意义就不应被放逐。

我在本书的第 4 章论证了人生一定有意义，但不同的人对人生意义的深度和广度的认知不同，所附着的情感强烈程度也不同，这是人生境界问题。中国人追求的最高境界是天人合一。"天人合一"这个词最早出现在北宋大儒张载的《正蒙》一书中："儒者则因明致诚，因诚致明，故天人合一，致学而可以成圣，得天而未始遗人。"他们追求的是人与自然的和谐统一，同时也不忘关怀社会与人伦。天人合一思想的滥觞可以追溯到《周易》乾卦的文言传："夫大人者，与天地合其德，与日月合其明，与四时合其序，与鬼神合其吉凶。先天而天弗违，后天而奉天时。"（《周易·乾·文言》）《乾凿度》说"大人"就是圣明德备的人。我们可以认为"大人"指的是达到上述四条标准的人，也就是儒家认为的达到天人合一境界的人。"与天地合其德"，就是他的"德"与天地的"德"是契合的、吻合的。天地的"德"是什么呢？儒家认为"天地之大德曰生"（《周易·系辞下》）。天地最大、最优秀的德是创生、滋生万物并使万物生生不息，大人的德也同样应该是滋生万物和承载万物的。古人认为，天地间最明亮的事物是太阳和月亮，它们无所不照。大人的圣明也要和日月一样普照大地。如果一个人的圣明只能照耀到他心爱的人、他喜欢的人，而照不到关系一般的人和陌生人，他就还没有"与日月合其明"。春夏秋冬四时的变化是非常有秩序和诚信的，绝对不会出现春天过后进入秋天、秋天过后又进入夏天这样无秩序和不讲诚信的情况。大人的德行要像四时的变化一样有秩序、讲诚信。这里的"鬼神"不是指鬼魂和神仙，而是指没有被人类所认知和把握的天地阴阳运动变化的规律和趋势。虽然人类无法认知和把握，却可以通过修炼与之契合。因为已经达到了天人合一的境界，所以无论是先于天行动还是后于天作为，都和天地完全一致，不会出现相互违背不一致的情况。要达到这种天人合一的圣人境界是非常困难的，孔子也说："圣人，吾不得而见之矣；得见君子者，斯可矣。"（《论语·述而》）即便如此，我们仍需要抱有"虽不能至，然心向往之"的态度。虽然很难达到最高境界，但我们需要在目前的基础上不断地提高自己的境界。因为境界高一点，焦虑就少一点；境界高一点，人就更健康一点；境界高一点，社会就更美好一点。

人生境界的心理结构

什么是人生境界？**人生境界是对人生意义的认知和践行程度以及相伴随的情感强度。**对人生意义的认知程度，取决于个体对天地万物之间关系认识的广度和深度。这涉及人生境界的心理结构和境界过程的三个维度：境界认知、境界行为和境界情感。这三个维度既是心理结构（静态），也是心理过程（动态）。

境界认知

境界认知指的是对人生意义的认知，即对"人生对谁有积极作用（作用对象）；有什么积极作用（作用内容）；如何实现积极作用（实现路径）；影响积极作用实现有哪些因素（影响因素）"的理性思考、判断与认同。不同的人对这几个问题的认知在深度和广度上是有差别的。社会是同一个社会、世界是同一个世界、宇宙是同一个宇宙，但不同的人对它们的认知可能是不同的。就像几个人结伴去爬山，面对山上葱茏的树木，普通人对树木的认知只是知道这些是树，既可以乘凉也可以欣赏。如果其中有一位是木材商，那么他对树木的认知可能是知道不同树木的名字、它们的软硬程度及用途，以及哪些可以做家具、哪些可以做乐器、哪些可以做房梁等；如果其中有一位植物学家，那么他可能不仅知道树木的名字，还知道树木的特性、所属的门纲目科属种、生长周期、对环境的要求等；如果其中有一位艺术家，那么他对树木的认知可能是其形态的美……可见，因为不同的人对树木的认知程度和视角不同，所以相同的树木对不同的人就有了不同的意义。还是回到刚刚这个例子：对那个普通人来说，树木具有纳凉和欣赏价值；对木材商人来说，树木具有商业价值；对于植物学家来说，树木具有科学价值；对于艺术家来说，树木具有美学价值。

ChatGPT的横空出世有什么意义，取决于人们对它认知程度和范围。如果一个人认为这只是一款实用高效的沟通工具或工作工具，那它具有的意义就是工具价值；如果一个人认为这是一个绝好的商业机会，那它具有的意义就是经济价值；如果一个人认为这不仅是简单的科技创新，它还会对整个科技领域产生革命性的影响，那它就具备了写入科技史的意义；如果一个人认为这不仅是科技的事情，还会对人类的生存状态和发展方向产生深远的影响，那它就具备了哲学和伦理学的意义。

体悟人生，让心灵自由穿行

人们对人生的思考也是同理，不同的人认知的深度和广度是不同的。关于"**人生对谁有积极作用**"这个问题，有些人会认为最重要的是"我的人生要对我自己有积极作用"，其在人生中所从事的一切行为都是为了满足自己的需要和欲望；有些人会认为人是无法独立生存的，每个人和其他人都有着或远或近、千丝万缕的联系，"我的人生不仅要对我有积极作用，还要对其他人有积极作用"，他们会把自己纳入群体之中；有些人可以把自己纳入整个类存在之中，认为自己的人生应该对整个人类产生积极作用，他们认识到自己不仅是个体的存在，还是类的存在；还有些人认为整个宇宙万物都是生生不息的有机整体，人类作为一个整体也不能独立存在，"我们只是宇宙大家庭的一分子而已，因此我的人生应该对整个宇宙大家庭有积极作用"。整个宇宙大家庭不仅包括全人类，还包括所有的动物、植物、河流、海洋、空气乃至于宇宙中所有的一切。我们可以用家来类比宇宙，我们的家里有亲人；可能会养宠物；乡村的家里可能会养鸡、鸭、鹅、猪、羊、马等牲畜，还可能有菜园或房间里有绿色植物；客厅里有沙发、茶几等；厨房里有锅碗瓢盆；卧室里有床和衣柜；卫生间里有马桶、淋浴器等。我们不会虐待自己家里的宠物和家畜，不会在家里的地板上吐痰或乱扔垃圾，会爱惜而不是破坏家里的物品，这是天经地义的事。稍微深入地想一下就不难发现，对于我们的生存来说，这个地球乃至这个宇宙要比我们的家更重要！因为如果没有家，那么我们仍然可以作为流浪汉而生存，但如果没有了地球和宇宙，我们将无处流浪！宇宙是我们生存的家园，我们应该像爱惜自己的家一样爱惜宇宙这个大家庭。**这就是对关系一体性的体悟。**很多人认为，地球是大家的地球，宇宙是大家的宇宙，所以我不必那么爱惜，只要别人爱惜就行了。这种想法和"家是几个家人共同的家，只要其他家人爱惜就行了，我不必那么爱惜"一样，都是不合情理的。当然，很难想象我们的人生会对冥王星或仙女座星系产生什么积极作用，但只要看看宇宙的照片就会发现银河系的存在和仙女座星系并非毫无关系，它们之间的关系可以说是息息相关、唇齿相依的。不仅是和仙女星系，和其他星系亦如此。不必扯这么远，至少我们的人生对大气层及大气层之内的一切都会产生作用，想想全球变暖和碳减排就不难理解这一点了。人是完全可以达到这样的认知深度和广度的。

关于**"人生有什么积极作用"**这个问题，不同的人也有不同的认知：有些人认为是保持健康长寿；有些人认为是尽量积累财物；有些人认为是尽可能地出名；有些人认为是尽可能地拥有权力。关于"对他人有什么积极作用"这个问题，有些人认为是帮助他人脱离困难；有些人认为是帮助他人获得充足的物质资料；有些人认为是帮助他人精神富足。关于"对宇宙的积极作用"，可能是保护动物、植物、河流、大气等。对"有什么积极作用"的认知范围越广、程度越深，境界就越高。也就是说，如果认为只是对自己有积极作用，范围就比较窄；如果认为积极作用还涉及其他人，甚至是全世界的人，范围就很广；如果认为人生不仅对人整体的类存在有积极作用，还对宇宙大家庭的所有事物产生积极作用，范围就是最广的，境界也是最高的。

如何实现积极作用？不同的人也有不同的思考和选择。有些人为了实现人生对自己的积极作用而不惜损害他人利益，甚至从事违法犯罪活动；有些人则坚守利己不损人的原则；有些人为了更多人的利益，宁愿牺牲自己的个人利益；还有些人为了所谓自己和他人甚至人类整体的利益而不惜破坏环境——在过去的100多年间，这种情况在世界各地持续地发生着，时至今日仍然有很多国家、企业和个人继续着这种行为。

"影响积极作用实现的因素"也是境界认知的一个重要维度。尽管人生有积极作用，但这种积极作用能否实现，以及能实现到什么程度，受诸多因素的影响。对这些影响因素认识越广，境界越高。如果认为人生的行为主体可以单方面决定积极作用的实现程度，那么当积极作用没有实现时就很容易造成各种问题。如果能认识到宇宙万物是相互关联、相互影响的整体，就能理解亚马孙流域的一只蝴蝶扇动几下翅膀就可能在几个星期后的美国得克萨斯州引起一场龙卷风（事实上，我们往往只知道某地刮了一场龙卷风，但无法知道它到底与哪只蝴蝶有关，或者是否和某个人打了个喷嚏有关）。这些因素是永远无法穷尽的，时空之内的所有因素都可能被涵盖进来。如果一个人具备并认同了这种万物普遍联系的认知，他在实现人生积极作用时就会考虑得更全面，能区分和把握主要因素和次要因素。因为他知道有众多因素会影响结果,所以他不会在意结果是否达成,而只关注自己行为是否有利于积极作用的实现,也就是我们常说的"只问耕耘,不问收获""尽人事而听天命"。

境界行为

境界行为是指在境界认知的基础上为了实现人生的积极作用而采取的行为,即践行。境界行为是境界的具体表现。如果没有境界行为只有境界认知,境界就比较低。比如,某人非常清楚地知道为了宇宙大家庭的和谐美好应该爱护环境,但他一直在做着破坏环境的行为,即他没有境界行为,他的境界仍然很低,不能因为他有很高的境界认知就认为他有很高的境界。如果没有境界认知,但有能产生积极作用的行为,那么这样的行为也不能被称为境界行为。比如,某人在想踏上草坪时看见一块牌子上面写着"爱惜小草,脚下留情",他便没有迈出这一步。这是一个能够产生积极作用的行为,但如果他并没有想到这个行为会对绿化工人产生积极作用,也没有想到会对环境产生积极作用,只是单纯地遵守了一条规则,那么他的这个行为就算不上境界行为;相反,如果他想到绿化工人也很辛苦,一旦踩踏草坪就会让绿化工人很辛苦地进行修补,为他们增加了工作量,同时还会影响其他人对草坪的审美体验,于是便没有踏上草坪,他的这个行为就是境界行为。

境界情感

境界情感是指在境界认知和境界行为过程中所伴随的内心情感体验。为什么要去实现人生的积极作用？仅靠理性是不足够的，还需要有情感提供能量。为什么我要做对父母有积极作用的事情？不仅因为我们知道他们是父母，还因为我对他们有亲情。为什么我要做对爱人有积极作用的事情？不仅因为应该如此，还因为我们之间有爱情。为什么我要做对孩子有积极作用的事情？不仅因为我知道那是责任，还因为我对孩子有亲情。为什么我要做对朋友有积极作用的事情？不仅因为我知道我们需要相互支持，还因为我们之间有友情。为什么我要做对家乡有积极作用的事情？不仅因为知道那是生我、养我的地方，还因为我对家乡有情感……最广博的情感是对整个宇宙大家庭中的所有成员都有一种体贴的情感，所以有个词叫"博爱"，儒家称其为"一体之仁"。不仅是对自己和亲人，不仅是对全人类，还包括对动物，以及对草木丛林、源泉溪涧、山河大地、日月星辰，等等。用孟子的话说，就是"亲亲而仁民，仁民而爱物"（《孟子·尽心章句上》）。

我们会对没有情感的对象做有积极作用的事情吗？答案是肯定的。我们会仅因为理性的应该和道义去做很多事情。理性的应该和道义属于境界认知的维度，在这个基础上的行为是境界行为。因境界认知而做出的境界行为是值得称赞的，但是否伴随有境界情感会令在同一境界里的高低有所不同。

第 5 章　境界的沦丧

我们以捐款行为来举例。比如，某地发生地震，即使没有自己的亲戚和朋友在震区，也会有很多人捐款。捐款是一种境界行为，但是否伴随有悲天悯人的情感会令这个相同的行为体现出不同的境界。如果捐款行为只是出于境界认知，而没有情感的体贴，即我们知道灾民现在的生活条件极其艰苦，需要大量的物资和资金保障灾民现在的救援和基本生存以及灾后的重建，因此为他们捐款，这已经是很好的境界行为了。如果我们在捐款的同时还对那些正在受苦的难民有心痛、悲悯、哀怜、同情的情感，我们的捐款行为就不仅出于理性，还出于情感。显然，伴随情感的境界行为人比未伴随情感的境界行为人的境界更高一些。只有境界认知的境界行为被称作"义"，同时伴随情感体贴的行为被称作"仁"。程明道说："仁者浑然与物同体。"即视万物如同自身，怀有深切的同情与关怀，不分彼此。仁者具备这种广博的爱心，他们对待万物都像对待自己一样，与之休戚相关。

有一些人天生多愁善感、悲天悯人，对于别的人、别的事、别的物很容易产生体贴的情感，并会去做一些利他的行为。然而，如果没有境界认知，他们的情感就不能算是境界情感，他的行为也不能算是境界行为。还有一些人既有境界认知又有境界情感，但对关系的厚薄性缺少体会，也不能认为他的境界很高。比如，某人因为自己的父母过世而号啕大哭，在此后的一个月里每天都会伤心流泪，这是正常的。如果他因为在新闻里看到了某陌生人的父母去世而号啕大哭,在此后的一个月里每天都会伤心流泪,这就不正常了。这是在自己想法和情绪面前丧失自由的表现。

综上,评价一个人的境界高低可以从境界认知、境界行为和境界情感三个维度来进行。境界认知和境界行为共同决定了一个人处在哪种人生境界,境界情感决定了在这一境界的高度。

人生境界的三个层次

在境界哲学中,最有代表性的是冯友兰先生和唐君毅先生。冯先生把人生境界分为四个层次:自然境界、功利境界、道德境界和天地境界。唐先生提出心灵九境:万物散殊境、依类成化境、功能序运境、感觉互摄境、观照凌虚境、道德实践境、归向一神境、我法二空境、天德流行境。

我的体悟疗法结合冯友兰先生的境界哲学,从心理学的角度,把人生境界分为三个层次:

- **个人境界**是指认为人生意义在于满足自己的个人需要和欲望,其行为的动机也是为了满足自己的需要和欲望,是自我中心的;
- **人际境界**是指认为人生意义在于服务他人,其行为的动机也是为了对他人有利,是他人中心的;

- **人天境界**是指认为人生意义在于服务整个宇宙大家庭，其行为的动机是为了对整个宇宙有利，是宇宙中心的。

这三种境界并不是矛盾和冲突的，高一层的境界包含了低一层境界的。人际境界并不是置自己的个人需要和欲望不顾的，人天境界也不是为了环境而牺牲人类正当利益的。**高境界并不是对低境界的否定，而是对低境界的发展和扩大。**人际境界的人能够照顾和平衡好个人和他人的需要；人天境界的人能够照顾和平衡好个人、他人和宇宙的需要。只是在面对重大冲突和抉择时，境界高的人会选择放弃低境界中的需要。

个人境界

个人境界中的人是为己的，他们认为人生最主要的是对自己有积极作用，他们的行为都是为了满足自己的需求和欲望。不过，他们的行为所产生的效果完全有可能同时也是利他的，甚至可能对社会乃至宇宙有非常大的贡献。境界的高低和他们所取得的成就无关。伟大的艺术家、科学家、政治家、企业家、慈善家等，他们的贡献可以非常大，但如果他们做这些事业的动机是为了自己（比如，为了自己财富的增加、为了博得美名、为了赢得社会地位等），他们的境界就还是个人境界。比如，秦皇汉武所做的事情有许多都可谓"功在天下、利在万世"，但他们都是为自己所做的。因此，我们可以说他们虽然都是盖世英雄，但其境界仍是个人境界。

虽然个人境界是最低层次的境界，但要想达到这个境界的高端也并非易事，需要扎扎实实的功夫修炼。处于个人境界低端的是那些损人利己的人，为了满足自己的需要和欲望不惜损害他人的利益，更有甚者会通过违法犯罪的手段满足自己的需要和欲望。处在个人境界中端的人可以很好地遵守法律、习俗和道德。只是他们之所以遵守这些并不是为了他人和社会，而是为了自己免受法律的惩罚和道德的谴责，或是别人的批评。个人境界的高端则是要达到孟子所说的"穷则独善其身"，做到真正地爱自己。建议大家把达到个人境界的高端作为自己修行的第一个阶段性目标，可以参考第 3 章的诚意功法和真正爱自己行为增减表进行修炼。

人际境界

人际境界中的人是"为他"的，他们的行为是以贡献为目的，他们所做的都是"予"。他们了解人与人的关系是一体的，他人与自己并不是对立的，离开他人自己就不能独立存在。个人不仅需要在人群社会中才能存在，而且也只能在人群社会中才能实现自身。只有个体而没有群体和社会的世界，在人类历史上是不曾存在过的。从人可以称为人而有别于动物开始，人就具备了社会性。荀子说人与非人的区别是"能群"，虽然很多动物也能群，但动物的群和人的群有着本质的区别：动物群的分工合作是出于本能，而非出于理性与选择；人群的分工合作不是出于本能，而是人类精神的产物，并且是可以变化的。举个例子，一只工蚁无论如何也不会成为蚁后，一只工蜂无论如何也不会成为蜂王，这是它们的本性使然；相反，一个团队中的低层成员有可能成长为团队的领导者，领导者也有可能成为一般成员。

在人际境界中的人看来，其个人利益与他人利益是统一而非对立的，"取"与"予"是统一的。只是当"取"与"予"产生重大冲突时，他会选择"予"而放弃"取"。

即使一个人的行为都是利他的，也不能说明他处在人际境界。因为一切利他的行为都可以作为利己的手段。老子曰："是以圣人后其身而身先，外其身而身存。非以其无私耶？故能成其私。"（《道德经·第七章》）"以其不争，故天下莫能与之争。"（《道德经·六十六章》）如果他们的"身先、身存、成其私、莫能与之争"只是"后其身、外其身、无私、不争"的副产品，而不是"后其身、外其身、无私、不争"的目的，就可以认为他们是人际境界的；相反，如果"后其身、外其身、无私、不争"只是手段，其目的是为了达到"身先、身存、成其私、莫能与之争"，他们就还是为己的，仍然是处于个人境界。

根据利他的"他"所涵盖范围的不同，人际境界的高低也有不同。"他人"范围越小境界越低，范围越大境界越高。如果"他人"的范围仅限于自己的家人、亲属和朋友，就处在人际境界的低端；"他人"的范围如果涵盖了所有的人，就处在人际境界的最高端。

我们首先追求的是真正地爱家人，然后是真正地爱亲属、朋友、同事，再然后是真正地爱老乡、国人、全世界的人。

人天境界

我们赖以生存的除了人类社会，还有宇宙。个体不仅是人类整体的一分子，还是宇宙大家庭的一分子。只有在宇宙大家庭中，人类才能得以存在和发展。也只有宇宙是和谐美好的，人类生活才能是和谐美好的。环境破坏、极端气候、全球变暖等宇宙的不和谐都已经对我们每个地球人产生了影响。一个人对宇宙的认知如果达到了认为整个宇宙是一个相互联系、生生不息的有机整体，是一个大家庭，是一体互在的，他就不仅是人类社会的公民，还是宇宙的公民，即孟子说的"天民"。张载在《西铭》的开篇有非常深刻的论述："乾称父，坤称母；予兹藐焉，乃混然中处。故天地之塞，吾其体；天地之帅，吾其性。民，吾同胞；物，吾与也。"对宇宙的认知能达到这种"民胞物与"的程度，对民和物都有体贴的情感，其行为亦是对宇宙大家庭负责的，这样的人就是人天境界的人。也就是陆九渊说的"宇宙内事，乃己分内事；己分内事，乃宇宙内事"。

从实然层面讲，我们每个人都是"天民"，但对没有什么认知的人，并不自知是天民。人若不自知，就像蜜蜂和蚂蚁一样，虽然它们有所行为，但它们对此行为的意义没有认知。虽然人天境界中的人仍然处在社会关系和家庭关系中，他们所做的事情也是一般居此关系的人应该做的事情，但由于认知程度的不同，他们所做的一般日常行为就具备了宇宙的意义。他们不一定需要做什么惊天动地的伟业，哪怕是普通人的日常行为也是可以的。冯友兰曾说："洒扫应对，可以尽性至命。"就像一位演员的艺术水平高低与他所扮演的角色在历史或剧本中的社会地位、重要性等无关，并不是只有扮演重要人物的演员的演艺水平才高。比如，在心理咨询工作中，如果我的认知是"这是我自由选择的工作，也是我感兴趣的工作，我必须对自己的选择和对自己的工作尽职尽责，所以我应该竭尽全力为来访者谋福祉"，那么这是为我的，是个人境界；如果我的认知是"来访者正在经历痛苦，他的亲人也因为他的问题而遭受折磨，我理应帮助他们减少痛苦。同时，世界上还有那么多人也在经历着相似的痛苦，我应该尽我所能帮助更多的人。并希望我的同行和非同行们都能尽可能地为减少人类的痛苦做出贡献"，那么这是利他的，是人际境界；如果我的认知是"我和我的来访者、来访者的家人以及全世界所有的人都是宇宙大家庭的一分子。我为来访者服务，帮助他们减少痛苦并不仅仅是对来访者负责，同时也是对'天'负责，因为这是'天'所赋予我的使命"，那么这是为天的，是人天境界。人天境界的人"虽超乎事物之外，而实不离乎事物之中"（《朱子语类》）。他的行为不仅对人类有积极作用，也对宇宙有积极作用。人不仅应在社会中堂堂正正地做一个人，还应于宇宙间堂堂正正地做一个人，所以我国有句古话叫"顶天立地"。人的行为不仅与人类有关系，还与宇宙有关系。虽然只有七尺之躯，却可以参天地之造化；虽然寿不过百年，却可以死而不亡。

处在人天境界中的人不但其行为对其另有新意义，其所见的事物对其亦另有新意义。同样是驴叫，"建安七子"之一的王粲和"北宋五子"之一的张载却听到了天地大化流行的生机盎然；同样是被雨淋了，苏轼可以也无风雨也无晴；同样结庐在人境，陶渊明却可以无车马之喧。

境界与年龄既有关又无关。说有关是因为人只有成长到一定年龄，才有可能进入人际境界和人天境界（比如，对于婴幼儿来说，他们只能处于个人境界）；说无关是因为境界不会随着一个人的年龄增长而自然提升，哪怕是一位在人世间生活了80年的老人也完全有可能仍然处在个人境界的低端。

境界与见闻之知的多少无关。见闻之知是德性之知的对称，可以简单地理解为现代所说的科学知识。一个人的境界和他所掌握的科学知识的多少无关。比如，一位天文学家对宇宙知识的掌握远远多于常人，但他完全有可能处在个人境界中。他眼中的宇宙只是物理的宇宙，而不是人文情感的宇宙。

境界与能力无关。能力是指人们成功完成某种活动所需要的个性心理特征，比如，运动能力、理解能力、分析能力、创造能力、管理能力等。一个人的境界和他的能力高低无关。比如，像袁世凯这样的人，他的个人能力非常强，但他仍处于个人境界中的低端。

境界不仅可以提升，也有可能降低，要想保持在高的境界就需要持久的功夫修炼。

意义与境界

境界和人生意义的具体内容有关吗？以追求金钱为人生意义的人境界就一定低吗？以保护环境为人生意义的人境界就必定高吗？答案是"不知道"。境界不仅要看一个人的行为，还要看他的认知。我在第4章中从形式上论述了人生意义是一定存在的，以及不同的人对它的理解。下面我将从具体内容方面来阐述不同的人生意义和人生境界之间的关系。

金钱

孔子说"君子喻于义""小人喻于利"（《论语·里仁》），还说"富而可求也，虽执鞭之士，吾亦为之。如不可求，从吾所好"（《论语·述而》）。这体现了孔子对于人生选择和道德准则的坚持。他认为，人生的价值并不完全取决于外在的富贵和地位，更重要的是内心的追求和道德的坚守。如果能够通过正当努力获得富贵，那么这样的富贵是值得追求的；相反，如果富贵需要通过不正当的手段才能获得，那么这样的富贵即使再诱人，也不应该成为追求的目标。利义之辨是儒家的重要议题，利与义必然是对立的吗？非也！**儒家强调的是利与义的统一性**，即所求的利和求利的过程必须符合义，不符合义的利和不符合义的求利过程都是要放弃的。这里我们暂且把"利"简化地理解为经济利益，即金钱。其他的"利"放在后面讨论。

可以把符合义的追求、符合义的利当作人生意义吗？人首先要作为有机体存活于世，这需要各种物质的供给。在遥远的狩猎时代和自给自足或以物易物的时代，人们无须借助钱也可以满足生存所需要的各种物质。在钱成为一般等价物之后，人类的生活就离不开它了。钱是满足马斯洛所说的"生理需要"的必要之物。在当今社会这是天经地义之事，没有钱我们就没法生存。只要我们对金钱的获取是符合义的就没有问题。

虽然在符合义的前提下追求金钱是没有问题的，但金钱并不能为人生提供意义。也就是说，金钱可以作为一个人实现人生意义的手段，但金钱本身不能为人生提供意义。金钱的价值在于在交换过程中作为一般等价物提供一种尺度，如果不用于交换它就没有价值。金钱此时不用于交换，但以后需要的时候可以用于交换，这也是金钱的价值。所谓的"攒钱"或"积累财富"，就是看重金钱的这种未来价值。这仅仅是一种时间上的置换，把现在置换到将来的某个时刻，但并不能改变金钱的价值和用途。比如，我现在可以不用钱来买药，但未来某一天我需要买药的时候可以拿出足够多的钱，从而防止以后生病时没钱看病——攒钱或买疾病险都是基于这样的想法。这么想是对的，这么做也是有必要的，所以金钱可以作为服务于健康的手段，但不能直接为人生提供意义。把金钱本身作为人生意义的人是对人生意义认知程度很低的人，是处于个人境界中低端的人。他们对金钱和人生意义的认知是浅薄的。金钱本身是无法被直接创造出来的，人们可以直接创造的是劳动价值而非金钱，金钱是对劳动价值的一种对等性报酬。就像学生的学习不可能直接创造出分数一样，试卷所反映的只是学生对知识的掌握程度，分数只是对此的一种衡量尺度。奥运会的名次也是不能由运动员直接创造的，就像刘翔所直接创造的只是速度而不是冠军，冠军只是与其他人比较后得出的一个排名。把金钱作为人生意义就像把分数作为学习的意义一样，见闻之知的学习目标应该是知识的增加而不是分数的增加，更不是名次的提升。更进一步说，知识的增加也不是学习的意义，因为知识的增加如果不能转化为积极作用也是没用的。知识的增加是一种输出，低级的输出是像搬运工一样的原样输出，高级的输出则是经过自己整合改造后的创造性的输出。输出的目的是为了产生某种积极作用，即意义。现在人类知识的总量绝非任何一个人穷其一生可以学完的，庄子在两千多年前就已经认识到了这一点："吾生也有涯，而知也无涯。以有涯随无涯，殆已！"（《庄子·内篇·养生主》）所以人至少在高中阶段就应该明确自己学习的意义是什么，即以后要把所学的知识输出在哪个领域，以此产生积极作用。只有明确了这一点，才能知道大学报考什么专业。我可以非常确定地说，如果一个高三学生在高考时仍然不知道自己要报什么专业，那他前面12年接受的教育绝对存在着重大问题！

同样，我们对金钱也可以这样说："吾生也有涯，而钱也无涯。以有涯随无涯，殆已！"我们可以从以下两个层次来讨论对金钱的追求。

第一个层次是赚钱的目的，即我们要把自己获得的金钱用于什么领域以使其产生积极作用。我们可以把自己挣的所有钱都用于满足自己的基本需要（比如，自己的衣食住行），也可以用于满足自己的欲望（比如，穿名牌、吃山珍海味、住豪宅、开豪车），这是个人境界。也可以在满足自己基本需要和适当欲望之外帮助其他人（比如，帮助失学儿童、看不起病的人或灾民），也可以成立基金会或做慈善事业，这是人际境界。如果在帮助别人的同时还能认识到自己同是宇宙大家庭的一分子，这样做不仅是在帮助他人，也是在帮助整个宇宙大家庭；或者把一部分钱用于动物保护事业或环保事业，从而让宇宙大家庭更"健康"，这就是人天境界了。

金钱因为具有一般等价物的特殊功能，从其诞生开始就被人类赋予了各种各样的附加价值。比如，金钱可以满足虚荣心，可以提高自尊，可以提升社会地位，可以换取政治地位，可以成为衡量成功与否的标准，等等。如果一个人赚钱的目的是以上种种为己的，那么无论他赚多少钱，哪怕他成了世界首富，他的境界仍然是个人境界。

第二个层次是赚钱的手段。如果我们所赚的钱连满足自己最基本的生活需要（比如，基本的住房需要）都不够，就别谈什么帮助别人甚至宇宙了。这样的人是不是注定只能处在个人境界了？境界是不是就没有提升的可能性了？答案是否定的。诚如前文所述，人不能直接创造出金钱，只能通过劳动换取金钱报酬。做农民可以挣钱、养猪可以挣钱、种果树可以挣钱、做保安可以挣钱、送快递可以挣钱、做教师可以挣钱、做医生可以挣钱、开发游戏可以挣钱、研发医药可以挣钱、新能源开发可以挣钱、电信诈骗可以挣钱……赚钱的手段是人们可以自由选择的。不过，选择的最低标准应该是利己不损人，即符合最低程度的义（所以，通过电信诈骗来挣钱就不是一个正当选择）。**赚钱的手段本身并不能决定一个人的人生境界，对赚钱手段的认知则可以决定**。不能简单地认为一名新药研发人员的境界一定要高于一名保安。如果一名新药研发人员成功地研发了一款新药，并且这款新药对亿万人产生了积极作用，那么我们只能说这名研发人员对人类的贡献非常大，甚至可以授予他诺贝尔生理学或医学奖。不过，我们不能据此就说这个人的境界高。如果他研发新药的动机是为了个人的名声、社会地位或金钱，他就只是处在个人境界。如果一名保安每天只是站在小区门口，他对人类的直接贡献远不如前面那位新药研发人员；如果他认为保安工作不仅是为了挣一份工资，更是为整个小区的居民提供一个安全有序的生活环境，他就处在人际境界，他的境界就要高于前面那位新药研发人员的境界。如果新药研发人员的工作动机是为人类减少痛苦，他就处在人际境界，和前面的那位保安处在同一个境界。如果他的认知达到了事天的程度，即不仅是为了人类减轻痛苦，还为了整个宇宙大家庭的美好，他就达到了人天境界。对于保安来说，只要他认识到他的工作同时也是服务于整个宇宙大家庭的，那么他同样也可以达到人天境界。这就是王阳明所说的是不是圣人只看其纯度不看其重量，即"所以谓之圣，只论'精一'，不论多寡。只要此心纯乎天理处同，便同谓之圣"（《传习录》）。对于境界而言也是如此，只需看一个人的动机和行为是为己的、为他的，还是为天的。

名声

子曰："……人不知而不愠，不亦君子乎？"（《论语·学而》）子张问："士，何如斯可谓达矣？"子曰："何哉，尔所谓达者？"子张对曰："在邦必闻，在家必闻。"子曰："是闻也，非达也。夫达也者，质直而好义，察言而观色，虑以下人，在邦必达，在家必达。夫闻也者，色取仁而行违，居之不疑，在邦必闻，在家必闻。"（《论语·颜渊》）儒家历来重视"名"，无论是在政治儒学还是心性儒家中都强调"正名"和"名实相符"。

我们现代人所求的"名"内涵与儒家的"名"有所不同，现代人所求的"名"相当于上两段引文中的"知"和"闻"，即希望有更多的人知道自己，也就是出名或有名。现代经济社会"名"和经济效益直接挂钩，网红、流量明星、各种所谓的专家、大咖等都是"名"和经济结合的体现。儒家并不完全反对这种"知"和"闻"，甚至在某种程度上还很重视。所以孔子才说"君子疾没世而名不称焉"（《论语·卫灵公》）。即到死的时候名声不符合实际，或名声不足以反映其品德和成就。表达了君子对自己一生德行和成就的重视，以及希望能在死后留下良好名声的愿望。孔子又说"君子求诸己，小人求诸人"（《论语·卫灵公》）。强调君子的自我反省和自我提升的精神，以及小人依赖外部、推卸责任的倾向。君子通过不断地自我反省和修正来提升自己的品德和能力，小人则往往因为缺乏自我反省而难以成长和进步。这反映了儒家的一贯思想，即内外一致、名实相符。儒家反对的是因不求自修而专务求名所导致的徒有其名、名不符实的现象。孔子说的君子要重视死后的名声是否被人称述，绝不仅仅是重视自己的名声是否被后人知道并传扬，而是强调与名相符的君子人格和德行对后世之人的楷模与教化功效，此亦君子爱人垂教之深情厚谊所寄（钱穆，2002）。此亦符合《中庸》所说的"大德必得其名"。这种对名的追求是一种内求，即孟子说的"求则得之，舍则失之"（《孟子·尽心章句上》）中的求。

现代人对名的求则不然——不务内修，专务外求，这就本末倒置了。我们在网上常常会看到一些人为了出名、为了"引流"而发的各种搞怪荒诞视频、各种奇谈怪论，大有"语（行）不惊人死不休"的架势。这种素隐行怪的策略在短期内或许可以为自己带来一些利益,但对整个文化环境,尤其是对青少年的价值引导流毒是非常大的。

可见,求虚名是不可以作为人生意义的。那么,以内修为主附带着求点名可以作为人生的意义吗?我认为可以,但如果他的内修都只是为了自己,那么他仍然是处在个人境界。虽然儒家认为"自天子以至于庶人,壹是皆以修身为本"(《大学》),但这种内修是起点而非终点。内圣是为了外王,孔子说"修己以敬""修己以安人""修己以安百姓"(《论语·宪问》),如果他的内修是为了安人、安百姓,那他就达到了人际境界;如果他的内修是为了"天地位焉,万物育焉",那他就达到了人天境界。从事功的角度说,极少有人能够达到"安百姓"和"赞化育"。但我们完全有可能做到荀子所说的"儒者在本朝则美政,在下位则美俗"(《荀子·儒效》)。儒家强调,作为一名儒者,无论在何种位置都会以积极的态度去影响和改善社会,推动社会的进步和发展。就算我们连"美俗"都很难做到,我们的人生境界至少也可以美家,尤其是美子女。

权力

权力可以产生积极作用,也可以产生消极作用,这和权力本身无关,而是由权力的拥有者决定的。和金钱与名声一样,我们应该区分目的和手段。权力本身不应作为追求的目标,但可以作为实现某种目标的手段。因此，权力本身不能作为人生意义，但通过权力想要实现的积极作用则可以为人生提供意义。

先秦儒家里没有讲权力权势的"权"。儒家强调的一个概念是"位"。子曰："不患无位，患所以立。"（《论语·里仁》）这句话传达了一个重要的观念：外在的地位和职位并不是最重要的，真正重要的是内在的素质和能力。只有具备了足够的才能和品德，才能够胜任职位，也才能获得他人的尊重和信任。子曰："不在其位，不谋其政。"（《论语·宪问》）强调了职责和权限的界限，即每个人都应该明确自己的职责范围，不要越权行事或干涉他人的事务。同时，也暗示了只有真正了解并熟悉某个职位的工作内容和要求，才能有效地进行谋划和决策。曾子曰："君子思不出其位。"（《论语·宪问》）强调了君子应该具备的一种务实、稳健的态度，即要根据自己的实际情况和能力去思考和行动，不要盲目追求超出自己能力范围的目标或去干涉他人的事务。"圣人之大宝曰位，何以守位？曰仁。"（《周易·系辞下》）可见，仁爱在维护个人地位和职位中的重要性。仁爱意味着对他人有深厚的同情和关爱，能够设身处地为他人着想，这种品质能够赢得他人的尊敬和信任。显然，儒家强调和看重的是与位相对应的职责，而非位所具有的权力。每个位都有相对应的职责，位越高对应的职责越大或越重要，因此儒家非常强调能够与位相匹配的德性与能力。因为"君子之德风，小人之德草。草上之风，必偃"（《论语·颜渊》）。子曰："其身正，不令而行；其身不正，虽令不从。"(《论语·子路》)儒家强调领导者以身作则的重要性，以及领导者行为对下属的深远影响。可见，儒家真正的目的是希望有德者通过在位来更好地化民和安民。在位和不在位以及在什么级别的位，所产生影响的范围和功效是不同的。仁者所在的位越高，影响就会越大，其仁德布施得就越广。最高的位是天子，仁者当了天子就可以使泽被天下万民，就可以亲民，就可以明明德于天下。这和柏拉图认为应该由哲学家当国王的思想有相同之处。

我坚定地认为，**儒家这种对位的思想在当今社会是非常亟需的**！因为很多追求位的人看重的不是与位对应的职责，而是位所拥有的权力，以及可能带来的其他利益。

我们赞赏那些出于为人民服务的目的而追求权力的人。他们信奉为官一任，造福一方，并且自始至终都能不忘初心、牢记使命。他们是清官、是好官、是民之父母。对这部分人来说，权力只是手段而非目的。这样的人至少是处在人际境界的。如果他们认为这么做不仅是惠民，同时也是事天，他们就处于人天境界。

有些人追求权力是为了施展自己的才能，或是为了提高自己的社会地位，或是为了光宗耀祖，或是为了满足虚荣心，等等。所有这些都是完全可以理解的。这样的人处在个人境界，就算他们拥有了极大的权力，也仍然处于个人境界。而那些发心不正、以权谋私的人，则处在个人境界的低端。

成功

20年前,成功学曾风靡全国。数以百万计的人参加成功学大师的课程或自己观看他们的光盘,机场书店的大屏幕上也播放着这些人的演讲。从基层的销售人员到管理层和企业主,对成功学几近痴迷。这反映了当时人们对成功的热切渴望。成功有很多种,令人遗憾的是,时下绝大多数人把金钱、名声和权力作为衡量成功的标准。钱、名和权固然可以作为衡量成功的标准之一,但如果把钱、名和权作为衡量成功最主要的标准甚至是唯一标准,就太狭隘了。前面已经论述过,钱、名和权不能作为人生意义。因此,以钱、名和权为标准的成功也不能作为人生的意义。

成功指的是我们完成了某些自己渴望完成的事情,或者我们所完成的事情达到了我们认为的最低标准,或者我们过上了某种自己想过的生活,或者我们成了某种自己渴望成为的人。成功是对某种结果状态的衡量和描述,它本身并没有意义。比如,在高考、考研和考公务员等考试中,成绩本身没有意义,也无法根据成绩本身来衡量考试是否成功。只有将考试的成绩放在录取线以及和其他同学的成绩对比中才有意义。这种有条件的成功不能作为人生的意义,因为它使得那些所谓"失败"的人的人生失去了意义。

有些人把成功的标准设定为在某一领域里达到或无限接近世界第一。比如,一位物理学家认为,如果自己算得上是一位成功的物理学家，就应该是世界一流的物理学家，应该是可以和牛顿、爱因斯坦、麦克斯韦、普拉克、杨振宁这些伟大的物理学家比肩；一位作家认为，如果自己算得上是一位成功的作家，就应该是世界一流的作家，应该和可以和鲁迅、郭沫若、矛盾、莎士比亚、托尔斯泰等文学泰斗相提并论；一名企业家认为，如果自己算得上是一名成功的企业家，就应该是世界一流的企业家，要像任正非、乔布斯、马斯克那样才算成功……也就是说，他们认为任何没有达到世界一流的成功都不算真正的成功。这种成功，把世界第二都排除在外了。如果把这样的成功作为人生的意义，就意味着只有那些做到了世界第一的人的人生才有意义，使得世界上绝大多数人的人生都失去了意义。

哪怕是不需要与别人竞争就能获得的成功，也需要达到某种我们事先划定的标准。有些人认为事业上的成功并不是一定要比别人做得好，或者一定要做到管理岗位，抑或是一定要挣多少钱，而仅仅是达到自己的预期。比如，做一名称职的老师、做一名合格的医生、做一名尽职的公务员等，很多人认为这也是一种成功。这种普通人的成功符合大多数人的常态。

有很多人看重的是日常生活的成功：有一份可以养家糊口的工作，有一些可以偶尔旅游的积蓄，身体健康，没灾没难，把孩子抚养成人并能供孩子完成学业，协助孩子完成婚姻大事，就算相当成功的人生了。

还有一些人认为，如果能通过努力让自己变成某种特定类型的人、变成自己想要变成的人，就是一种成功。比如，我从一名物理老师转变成一名心理咨询师，我认为这就算是一种成功。又如，某人终于成了一名演员，某人终于成了一名律师，某人终于成了一位书法家……他们成了具备某种专业技能的人，并且可能完成了职业的转变。还有一种不是成了具有某种专业技能的人，而是成了具备某种德性的人，比如成了儒家认为的君子，或者佛家认为的高僧。当然，还可以是成为善良的人、真诚的人、有爱心的人、正派的人等，这属于修行上的成功。

上述普通人的普通成功或者变成某种人的成功能为人生提供意义吗？成功是指向某种结果的，是发生在将来的。成功是指在未来达到某种标准，那么如果我们在未来的某一天真的成功了，那么我们还剩下什么？在我们得到了想要的东西后，生命中还有什么？如果成功可以作为人生的意义，那我们一旦获得了成功，剩下的生命就随之失去了意义。更可悲但完全有可能发生的是，在尚未获得成功之前，生命先走到了尽头。如果把成功作为人生意义，那么奋斗一生但仍然没有成功的人，他们的人生就没有意义了。显然，我们不能认为临终还在呼吁"革命尚未成功，同志仍须努力"的孙中山先生的一生是没有意义的，哪怕他最终也没能成功地建立一个民主共和国。可见，如果把成功作为人生意义，那么它只具有时点意义，即在成功的那一刻人生才有意义，在成功之前和成功之后人生都没有意义。显然，我们是无法认同这种说法的。**人生的意义必须是终其一生都能为人生提供意义，而不是只在某几个短暂的光辉时刻。**

虽然我们不能把成功当作人生意义，但是我们所追求的那些渴望成功的事情本身却可以为人生提供意义。比如，成为物理学家、成为文学家、成为企业家、成为称职的教师、成为演员、把子女培养成人、成为一个品德高尚的人……这些追求本身都可以作为人生意义。因为这些都可以成为任何人的追求，并且是永无止境的追求，它们都不是人们在达到某种标准后就不再需要追求的事情。换句话说，这些都可以使人生成为一个"成为自己"的进程。如果这些追求是为己的，就是个人境界；如果是为人的，就是人际境界；如果是为了宇宙大家庭的，就是人天境界。

幸福

人们在经历了多年对成功的热切追求之后，往往会感到心力交瘁。放在社会的大环境中，我们就不难理解"内卷"这个词为何横空出世——它准确、形象地反映了当下各行各业普遍存在的一种心态。那些仍然热衷于成功的人选择了做"卷王"，那些反抗的人则选择了躺平。然而，无论是选择继续内卷的人还是选择躺平的人，都缺乏深刻的思想反省。当下的社会太需要真正的思想了。我们有必要严肃地反思人这一辈子到底应该追求什么。幸福似乎是一个值得追求的东西,无论是普通的幸福还是轰轰烈烈的幸福。随着西方积极心理学的传入,很多心理学人也开始严肃地讨论幸福问题。

积极心理学创始人马丁·塞利格曼(Martin E.P. Seligman)提出了幸福的五个要素:积极情绪、身心投入、良好关系、人生意义和生活成就。可见,"幸福"是一个宽泛的概念,在数量和品质上都存在着区别。如果按照西方还原论的方法去拆解幸福,我们的讨论就将过于支离。概括地说,幸福是一种持续的心理满足状态。这就必然涉及标准或预期问题,即要达到什么样的标准或预期,人们才会感到满足。对于这一点来说,幸福和成功有相似之处,也就是都要达到某种标准,比如,还清房贷、身体健康、小有积蓄、有真挚的爱人、有知心的朋友。满足单一或有限的几个标准往往很难让人感到幸福。仅仅因为自己目前身体健康就感到幸福的人并不多,也不太会有人仅仅因为有三五知己就觉得幸福,因自己身体健康同时又有三五知己好友就感到幸福的人也不多。我们很难说人们至少要满足几条标准才会感到幸福。按照塞利格曼的想法,至少要满足五个要素,且这五个要素是相互影响的,区分度不够好,即良好的关系会影响积极情绪,人生意义又会影响身心投入,等等。显而易见的是,大多数人要感到幸福至少需要同时满足几个标准,这些标准的数量和程度因人而异。大部分人想要的幸福都是比现在所拥有的再多一点或再好一点,这就使得幸福的标准是现在不满足的,也就是说,幸福是发生在将来的某种状态。前面已经论述过,只要是发生在将来的就不能作为人生的意义，因为它会使得人生在这个"将来"没有到来之前没有意义，也会使得还没有达到满足标准就死去的人的人生没有意义，还会使得"将来"无限递推下去，真正的幸福永远不会到来。我们现在拥有的远比30年前多得多，我们随时可以吃到肉；我从东北到上海只需要几个小时，而30年前则需要几十个小时；我们不再需要等待几十天的信件往来沟通情感和表达思念，我们在一秒钟之内就能通过手机或电脑看到或听到对方；我们不再穿有补丁的衣服……30年前我们畅想今天这样的生活会认为那一定是无比幸福的，可事实上，如今大多数人并没有比过去更幸福，反而更焦虑了。

然而，幸福本身是值得拥有的，幸福不是某种手段，人们不会因为可以用幸福来获得其他的东西才想要幸福，幸福本身就有价值。重要的是，什么样的幸福才能为人生提供意义呢？

首先，必须是当下的幸福。这种满足的状态必须是当下就处在满足中，这些满足的标准必须当下就符合。幸福不能通过追求而获得，必须是通过当下的体悟而获得的。当下不幸福的最主要的原因是，我们将现在所拥有的一切来之不易的事物都看作理所当然。比如，我们能自由地呼吸，仍然四肢健全可以行动自如，每天还有胃口享受食物，能看到旭日东升和美丽的晚霞，能听到小鸟在唱歌，等等。我们认为当下所拥有的一切都是理所当然的，我们已经忘记了对现在所拥有的一切心怀感恩，所以我们体验不到当下的幸福。

有的人甚至会对没有得到的一切心怀不满。如果认为健康是幸福的必要前提，那么不健康的人就没有幸福可言了。如果我现在卧病在床，那我怎么能当下就幸福呢？我就感恩至少我得的不是绝症。如果我得的就是绝症，那我当下怎么能幸福呢？我就感恩至少我还有三个月的时间和亲人相处和告别。如果我因得了绝症而只能活到明天，那我当下怎么能幸福呢？我就感恩至少我没有在昨天就死去。只要我们还活着，就可以体悟到当下的幸福。我们可以把这看作无条件的幸福，只要活着就是一种幸福。这听起来像是阿Q的自我安慰，却是事实。可见，要想当下就体悟幸福绝非易事，尤其是当我们正遭受苦难的时候。要获得当下的幸福就需要一种很强的功力，这需要我们持久的功夫修炼。这种当下的幸福涉及两个必要维度：一个是客观状况，即实际的身体状况、经济状况、关系状况等；另一个是主观心态，即自己对目前这种客观状况的满意程度。这两个维度都需要个体付出切实的努力。不过，努力的心态应有所不同。对于客观状况，与努力的结果相比，我们应该更重视努力的过程，因为无论我们如何努力，结果都未必会让人满意。一个努力保持健康的人，哪怕是非常注意营养均衡的饮食、规律的作息和适当的运动锻炼，也有可能患上某种无法治愈的慢性疾病或英年早逝。这是孟子所说的"求之有道，得之有命，是求无益于得也，求在外者也"（《孟子·尽心章句上》）。对客观状况的追求都属于这种。即便如此，我们仍应该努力保持健康和追求客观状况的美好。对主观心态的修炼则不同，只要你努力修炼就一定能达到，这是孟子所说的"求则得之，舍则失之，是求有益于得也，求在我者也"(《孟子·尽心章句上》)。

其次，幸福至少不能是不善的。幸福是一种主观感受，不同的人获得幸福的条件和标准不同。小时吃不饱饭的时候，看着猪呱唧呱唧地吃食是那么香，我觉得做头有泔水吃的猪真的很幸福；有些人认为少私寡欲是一种幸福；皈依受戒的居士认为过一种符合戒律的生活是一种幸福；对于竹林七贤之一的刘伶来说，能够光屁股喝酒是一种幸福……幸福虽然是值得拥有的，但以何种方式获得幸福也非常重要。很多父母会说："我不在乎孩子能够大富大贵，只要他过得幸福就好。"虽然没有明言，但所有的父母都无法接受孩子以某种不善的方式获得幸福。比如，如果孩子的幸福是来自吸毒、沉迷于网络、诈骗或者贪污，那么没有人会认为这是一种值得的幸福。

当我们说幸福时，说的是**人类的幸福**，而不是动物的幸福。真正像动物那样只靠本能生活的人，可以享受食物和性，可以活下去也可以繁衍后代，但这样的人很难感到真正的幸福。虽然我小时候羡慕过猪的生活，但我并不甘心选择做一头猪，因为拥有人的满足感比拥有猪的满足感要好得多。在两者之间，你会如何选择？一种是吃饱了睡、睡醒了吃，在泥巴里肆意打滚的和猪一样的生活；一种是运用人类的行为方式如思考、选择、取舍、努力等方式生活。显然，后者带来的幸福更好。

我们说的幸福应该是**人类在真实生活中感到的幸福**，而不是科技制造的产品。假设有一种这样的设备：你穿上它后，仅需按下一个按钮你就可以获得任何你想要的体验，过上任何你想过的生活（比如，当联合国秘书长、获得诺贝尔奖、成为顶流明星、和你梦寐以求的人终成眷属），且所有的感觉都和现实世界中的完全一样；这种穿戴设备不需要你花钱，也不需要你付出什么努力，你只需穿上它，整天躺在床上或者坐在沙发上就可以了，你的吃喝拉撒也都有专人为你服务；当你穿着这套设备时，你不知道自己的一切体验都是虚拟的，但在你脱下设备的瞬间你就会立刻意识到过去体验的生活都来自这套设备而非现实；要想穿上这套设备，唯一要求是你一旦穿上就不能脱下来，要一直穿着直到你临死前的一个小时。

这并不是科幻玄想，VR（虚拟现实）、AR（增强现实）、AI（人工智能）、BCI（脑机接口）和颅内电极埋藏术等技术正在使这一切成为可能。多少人会选择穿上这种设备呢？那些选择穿上这种设备的人会在临终前一小时有什么感想呢？光有幸福是不够的，我们还需要真实的生活。我们需要看到世界的本来面貌，不被蒙骗，自己书写自己的生命故事，希望自己的幸福是靠自己扎扎实实的努力和奋斗得来的，希望我们的爱的体验是来自与另一半的心心相印而不是一连串的电信号。

追求个人幸福天经地义，但这并不意味着它必然拥有超越其他一切的优先权。一个正在追求幸福的人看到陌生人落水后毅然去施救，令人痛心的是，他成功地救起了落水者后自己因体力不支而溺亡。我们不能说他的牺牲是幸福的，但可以知道，在追求个人幸福之外还有其他东西值得我们追求，帮助他人获得幸福就是其一。如果对我们来说仅仅是活着就是一种幸福，那么对其他人来说也是如此。挽救他人的生命，就是为了帮助他人获得幸福。

综上，**若将幸福作为人生意义，需要几个条件：当下的、非邪恶的、人类的、真实的幸福。**只为了自己的幸福是个人境界，为了他人幸福是人际境界，为了宇宙大家庭的共同幸福是人天境界。

活在当下

活在当下是东方文化的重要传统。《大学》里说："心不在焉，视而不见，听而不闻，食而不知其味。"形容一个人在心不在焉、注意力不集中时，即使身体在做某件事情，心思却不在上面，因此无法真正感知和体验到所做的事情或所接触的事物。20 世纪 70 年代，哈佛大学心理学教授拉姆·达斯（Ram Dass）出版了一本颇具影响力的书——《活在当下》(*Still Here*)。在这本书的影响下，《当下的力量》(*The Power of Now*)、《修炼当下的力量》(*Practicing the Power of Now*)、《当下的觉醒》(*Beyond the Power of Now*)、《立足当下》(*Start Where You Are*)等一系列身心灵作品相继问世。加之近 30 年正念风靡全球，使得"活在当下"这个理念广为人知。"不念过去，不畏将来，活在当下""过去已经过去，未来还未到来，我们能够把握的只有当下""享受当下""生活就是为了体验当下""真正重要和可以把握的时刻只有当下"……类似的建议或劝诫所传达的核心思想是,在时间的河流中,当下这一刻具有至高无上的重要性和真实性,把握并沉浸式地体验当下是人生中最重要的事情。

有些活在当下的人是享乐主义者,因为所有的美好体验都会过去,任何人都无法让它们延续得比实际更久。无论多么宝贵和美妙的体验都会像流水一般从指缝间溜走,哪怕是最宝贵的时光也注定会逝去。因此,**充分地体验当下的美好是至关重要的**。他们会尽可能地追求当下的快乐,回避痛苦。他们的喜好是不同的,有人追求性爱带来的愉悦,有人追求美食,有人喜欢网游,有人喜欢豪车,有人则需要酒精甚至是毒品。有些人追求高级的快乐形式,如音乐、歌剧、马术、旅游、收藏或艺术等。他们可能会遇到的问题是,由于任何当下的快乐都很难持续,人生的常态不可能是每时每刻都处在美好的体验当中,因此他们在享乐的高潮过后必然会感到空虚、无聊甚至痛苦。另外,当他们允许自己受快乐驱使时,往往会因为无力抵挡快乐的诱惑而做出伤害自己的事(比如,吸烟、酗酒、吸毒、赌博、网络成瘾等),牺牲了其他更有价值的东西。为了享受快乐,他们还会回避那些本该做的但会让人感到不快的事,有的人甚至会因此拒绝承担责任。他们认为世界上唯一有价值的东西就是享受当下的快乐,但这只能表明他们的价值观很贫瘠。

还有一些活在当下的人不是为了享受当下的快乐,而是基于对此生时间的有限性以及对生命无常性的认识。《死了都要爱》这首歌中有这样一句歌词："把每天都当成是末日来相爱，一分一秒都美到泪水掉下来。"面对时间的流逝和生命的无常，我们越感到无法掌控，就越容易被当下的美学体验感动得泪流满面。的确没有人能知道明天和死亡哪一个会先到来，所以活在当下是对生命最基本的负责。然而，如此看重当下会导致另一种紧张，因为"当下"始终不在我们掌握之中。由于神经的传导速度大约是每秒 50 米，因此我口中所说的当下和我心中所想的当下已经不是同一个当下，当我用语言表达出心中想要表达的当下时，心中的当下已经成为过去，说的当下要比想的当下慢几毫秒。声音的传播速度是 340 米 / 秒，根据我们距离的远近，你听到的当下要比我说出的当下慢零点几到几毫秒。因此，《金刚经》有云："现在心不可得。"

因为不确定明天是否会到来，所以把每一天都当作生命的最后一天会带来一个非常现实的问题：今天很可能只是短暂人生中的一天而已，明天很有可能还会到来。当明天到来时，我们还没有死。每天睁开眼睛发现自己还活着，这本身就是一件值得庆幸的事。然而，对只看重活在当下的人来说这或许并不一定是好事，因为在他们看来，昨天已经是生命的最后一天，那今天要做些什么呢？每天只要自己还活着，就必须打起精神来筹划在这个"生命的最后一天"应该做点什么，好让今天有意义。这样一来，活着就成了一种折磨。那些彻底忽视未来的人注定会在每天醒来时哀叹，他们不曾为之考虑，也不准备去面对已经悄然到来的明天。只活在当下而完全不管明天，是我们承担不起的。

我们既活在当下这一刻，又活在过去和未来的时间连续谱上。无论多么努力地活在当下，人的时间属性都是无法被割裂的。活在当下之所以重要，并不是因为要追求美好的体验，也不是因为明天也许不会到来，更不是为了尽量利用好自己有限的时间、不浪费了宝贵的时间，而是因为它本身就是一种有价值的生活态度。

活在当下并不是为了享受当下的快乐，因为很多的当下并不快乐，甚至可能是痛苦的。活在当下意味着对当下的事实无条件地接纳，而不是抗拒。当下是快乐的，我们就充分地享受当下的快乐；当下是痛苦的，我们就完整地体会当下的痛苦；当下是既不快乐也不痛苦的，就如实地经历这种不苦不乐的感受。无论当下是什么样子的，我们都如实地接纳和经历。这不意味着我们应该无所作为或逆来顺受。比如，当下我的胸部剧烈疼痛，活在当下意味着我需要接纳并感受这种疼痛，但不意味着无所作为、任由这种疼痛继续下去，而应该立刻去医院。活在当下意味着得了绝症我们需要接纳，但不意味着不进行积极的治疗。

活在当下的目的是我们有能力不为已经发生的、现在已无法改变和弥补的事情而感到自责、后悔、尴尬或内疚，有能力通过与当下现实的联结而摆脱过去对现在的控制。同时，也是我们有能力不为目前无可作为的将来事件而感到焦虑，有能力通过专注当下现实而避免未来对现在的侵入。活在当下并不是说我们不能回忆过去，或者不能从中汲取经验；也不是不能为未来做准备或规划。当下是一个工作平台，我们在这个平台上的工作内容既可以操作当下，又可以操作过去与未来。**只要我们是有目的的并且带着觉察，能够自主决定开始和结束，就是活在当下了。**比如，我决定在今天下午两点到五点这三个小时复盘过去一年的工作，并且我按照这个起止时间执行了，我在这个过程中清楚地知道我在进行复盘，那么在这三个小时里我就是活在当下了，尽管我的工作内容是对过去的工作进行复盘。同样，我们也可以活在当下地做明年的工作计划。但如果我在今天下午两点到五点去公园散步时，边散步便不知不觉地做明年的工作计划，就不是活在当下了。因为这样既不是有目的的，又不是自主决定的，还没有觉察。

可见，活在当下只是告诉我们应该全身心地投入当下正在做的事情中并保持觉察，但并没有告诉我们人生应该做什么。因此，活在当下并不能为人生提供意义。

修身

所谓"修身"，就是通过各种方法提升自己、发展自己、完善自己、成就自己。身是我们一切知识和技能的储藏者和承载者。身的"干净性"决定了知识和技能的"干净性"。高科技罪犯是典型的反面代表，他们的科技水平远高于普通人，但由于身的"不干净性"导致了他们用此来进行犯罪。还有一些科研人员的论文造假，以及一些高知分子做着违反公德和职业道德的事情，都是因为他们的身不够干净。大多数的人的身还是比较干净的，只是纯度不够。修身不仅应该是所有人的责任，还可以为人生提供意义。因为修身不仅可以对人产生积极作用，还能保证其行为对他人也能产生积极作用（至少不会起到消极作用）。修身是从"成人"到"天人合一"唯一的通路。对这条从"人"到"天"的通路，孟子的表述非常清晰："尽其心者，知其性也。知其性，则知天矣。存其心，养其性，所以事天也。殀寿不贰，修身以俟之，所以立命也。"（《孟子·尽心章句上》）孟子告诉我们，只有通过不断地修养自己的内心、了解自己的本性，才能更好地理解并顺应天命，从而过上有意义的生活。他还提醒我们，无论生命长短，我们都应该坚持修身养性，不断提升自己，以最好的状态去迎接生活的机遇和挑战，最终实现自己的天命。

儒家的修身观念在《五经》中已有记载，如《尚书·皋陶谟》《逸周书·周书序》已有"慎厥身修""修身观天""修身敬戒"等说法。孔子坚持有教无类，使得修身带有开放性，在原则上它不限定在某个阶层上，后来的《大学》和《荀子·君道》都明确指出，上自天子下至臣下、百吏乃至庶人，皆以修身为本。《孟子·尽心下》则说："哭死而哀，非为生者也；经德不回，非以干禄也；言语必信，非以正行也。君子行法，以俟命而已矣。"君子的行为和心态应该是出于真诚和内在的原则，而不是为了外在的显示或利益。君子在面对哀伤时，其哭泣是真实的情感流露；在坚守道德时，其决心是出于内心的信仰和原则；在言语上，其信守承诺是因为其认为这是应该做的，而不是为了树立自己的形象。同时，君子也明白自己的行为和命运是紧密相连的，他们按照道德和法则行事，就是在等待并接受天命的降临，并去践行天命。显然，儒家对德行的追求不仅具有普遍性，还具有纯粹性。孔子不仅形成了有教无类的普遍人性意识，更明确提出了"修己以敬"的主张，这是一种整体生命的省思意识、一种反思性的处己态度、一种彻底的自我负责的态度。毫无疑问，它反映了对自我德性生命的一种高度专注。"敬"字更刻画出了以孔子为代表的儒家对"自我"的一种特殊的关注方式。另外，孔子还提出了"躬自厚而薄责于人"这一反身修德的自反性的人生态度，奠定了儒家"君子必自反"的修身路径（陈立胜，2020）。孟子的"自反性修身"是有限度的，更容易被人接受。"有人于此，其待我以横逆，则君子必自反也：我必不仁也，必无礼也，此物奚宜至哉？其自反而仁矣，自反而有礼矣。其横逆由是也，君子必自反也：我必不忠。自反而忠矣，其横逆由是也，君子曰：此亦妄人也已矣。如此则与禽兽奚择哉？于禽兽又何难焉？"（《孟子·离娄章句下》）可以看出，孟子认为的君子在面对他人无理或冒犯时应该具备的态度和应对方式。君子首先会反省自己，检查自己是否有做得不够好的地方，是否达到了仁爱和礼貌的标准。如果确认自己已经做到了这些，但对方仍然无理，君子就会进一步反省自己是否忠诚于道，是否尽到了自己的责任。如果都确认无误，君子就会认识到，对方的行为是出于其个人的无知或狂妄，与禽兽无异，因此不值得与之计较或为难。这种态度体现了君子的宽容、自省和超脱。

为己而修身是个人境界。为安人、安百姓而修身是人际境界。为事天、为参赞化育而修身是人天境界。

齐家

齐家不仅是责任，还可以为人生提供意义。在我国几千年的传统文化中，最具特色的莫过于家文化，过去几千年的社会制度、政治、法律、经济、价值观念、民俗习惯等文化的方方面面，无不以家文化为其核心和基础。传统的家有两大主要特征，其一是横向的大，其二是纵向的久。

所谓"横向的大"，指的是这个家不仅包含一对核心夫妇，还包含丈夫的儿子、兄弟、叔伯、侄子、堂兄弟、堂叔伯及其配偶及子女等。在传统社会中，这种家的边界以"九族"和"五服"来标识，现在我们在判断亲属的远近时有时还会用是否"出五服"为衡量标准。超出九族和五服的同姓有时也可以被纳入家的范围内，所谓"同姓是一家"就是这个意思。这种横向的家所包含的不仅是未婚的家庭成员，最显著的特征是包含着很多个已婚并且已有子嗣的小家，是一种"大家"套"中家"、"中家"套"小家"、"小家"套"个人"的层级结构。父母在则兄弟不分家，祖父母在则三代不分家，曾祖父母在则四世同堂。《红楼梦》中的贾府就是这种典型的、传统的家的代表。

所谓"纵向的久"，指的是这个家在人们的心理生活中绝不仅仅包含现在活着的横向众多的"中家""小家"和个体的有机组合，还包含着这个家的列祖列宗，一直可以上溯到他们共同认可的一个始祖。这种情况在现在很多地方仍然可见，表现在同姓家族拥有一个共同的祠堂，每年的春节与清明都会准备好祭品和鞭炮到祠堂举行祭祀活动。对于已经故去的先人，人们认为他们并没有真正消失，而只是换了一种形式永远地存在于另一个时空中（阴间或者天上），并能时刻注视现在还活着的子孙后代。如果活着的人对其不敬，先人就可能降祸于他们；如果活着的人对其尊敬，先人就可能降福给他们。活着的人和先人会通过祭祀、贡品、上香、烧纸钱等方式进行沟通，先人则通过托梦或附体和活着的人沟通。这种家不仅包含过去所有的先人，还包含了现在尚未出生的所有后人，一直延续到不可穷尽的将来。《愚公移山》中的"子又生孙，孙又生子；子又有子，子又有孙；子子孙孙无穷匮也"表达的就是这个意思。《周易·坤卦·文言》中说的"积善之家必有余庆，积不善之家必有余殃"也在传递着人们不仅要为现在的家负责，还要为子孙后代的祸福负责。在风水中选阴宅的行为也充分反映了为子孙后代所负的责任，即为整个家所负的责任。

可见，中国的传统家庭具备的绝不是单一的传宗接代的生育功能，而是所有家庭成员一代又一代地为了实现这个家的整体事业而进行的集体活动，这项事业赋予了这个家存在的意义。事业中最主要的也许就是《孝经》中说的"立身行道，扬名于后世，以显父母"，即光宗耀祖、光大门庭。也可以是继志述事，完成先人的遗志。还可以是修德积财，以造福子孙后代。每个个体在刚出生时就被置于一个纵横交错的家的关系网中的某个特定的位置上，其中嫡长子这个位置最为特殊。在传统的家中，某项事业的特殊功能被先天地赋予在某个特定的位置上，而不太考虑具体的个体，只要这个个体处在这个特定的位置上，就先天地要承担这一功能或使命，如帝王之家的嫡长子就注定了他是权力的继承人（立嫡不立庶，立长不立贤）。位于其他位置的人虽然和嫡长子有很大的不同，但因其同样处在家这个网络中的某一点，所以也恒属于这个家。在这一点上，个人是没得选择的。他从一出生就被置于家的事业历史绵延的长河之中，上承祖业，下接子孙。从一出生开始，家的事业就被先天地赋予个体，他注定要与其他家庭成员为了这个家的事业一起努力。可见，人生的意义与价值就这样被赋予个体，个体在家中渐渐长大，这种原来被赋予的人生意义和价值就会在不知不觉中内化为他自己的价值与使命。个体的生命是有限的，而家的事业是绵延的，这种事业的绵延性远远超出了个体生命的有限性，这样一来，个体就在自身有限的生命之外获得了一种无限意义和神圣使命！

自新文化运动以来，个人权力和自由的观念传入我国，人们急切地希望从家的束缚中解脱出来。这就为家庭的变迁做好了理论上的准备。不过，只有理论上的准备还远远不够，核心家庭的出现还需要以经济的发展和积累为基础。只有当家庭的经济积累足以满足子女结婚后能购买（城市）或修建（乡村）自己独立的住房时，这种家庭的存在才成为可能。这种变迁的结果是，现在我国最常见也是最主要的家庭类型是核心家庭。"分家"这一家庭重大事件，之前是要在结婚后十几年甚至几十年后才发生的，如今则缩短至0年甚至是0天。就算出于种种原因，子女在结婚后没有分家仍然和一方父母生活在一起，其大家庭的权力中心多数会集中在子女手中，父母的功能转变为做一些辅助性工作——买菜、做家务和带孩子。这种核心家庭是以年轻的夫妻为家庭的权力中心，家庭成员人数少，结构简单。从横向来看，这种现代的家几乎没有所谓"横向"的，除了核心家庭的内部成员之外，其他一切有血缘关系和姻亲关系的人统统都被排除在家之外，被统称为"亲戚"。从纵向来看，其责任的期限往上说是到父母的死亡为止，往下算是到子女结婚为止，最长也不过几十年。

现代的核心家庭把个人从家庭中解放出来，强调个体的存在价值、自由和权力，不再为家的事业而奋斗，而是为自我而存在。以家为中心构建起来的一套意义价值体系不断消解，传统的家的事业的绵延性已不被看重和提倡。我们的学习和工作不再是为了继承或实现父母祖先的遗志，而是可以自由地选择自己喜欢的专业和职业。然而，家庭观念仍然在传递，虽然是以代际递减的方式，但至少对于已经成家的男人和女人来说，无论是为了工作而缺位的父亲还是为了孩子而"鸡娃"的母亲，说到底大部分都是为了这个家。

第一，他们是为了家庭的基本物质生活。在传统的吃穿住行中，吃穿行基本上不会让人感到太大的压力。相比之下，住则是一个相当有压力的事情。首付和房贷是多数生活在城市和城市周边的人必须努力应对的问题，在农村盖房子的费用也需要十几万到几十万，甚至高达上百万。孩子的教育开支在很多家庭中是占比最高的开支，每年从几万到十几万、几十万都很正常。医疗支出虽然不是每个家庭每年都必须大笔支出的，但几乎没有几个中年人会不为此做准备。除了自己的核心家庭之外，人们有时还需要与血缘关系比较近的亲属互相帮助。

第二，他们还要考虑家庭的和睦。家庭成员之间的团结和谐、家庭成员的心理和精神需要都是必须照顾到的问题。孩子的教育不仅仅是物质需要的满足和知识技能的学习，还需要考虑人生观、价值观和世界观的树立和培养。

现代家庭的观念也出现了时间上的割裂，人们对历史的照顾越来越少，对未来的投入却越来越多。主要表现在对父母和祖先越来越不顾及，反而对子女过度地投入。虽然这符合爱的流动方向，却失去了爱的平衡。

用现代语言来说,"齐家"就是尽可能地满足家庭的物质需要、情感需要和精神需要,使家庭生活富足、和睦、充满活力。那么,为家庭而奋斗是否可以作为人生的意义呢?我认为可以。这也是大部分普通人的人生意义。只是需要避免因为虚荣和"被卷"式地为家庭而奋斗。所谓"虚荣",就是奋斗的目标不是家庭需要的,而是想要的,即不是因为我的家庭确实需要而是因为别人家有所以我家也要有。比如:他家开的是50万的车子,我家开的却是10多万的车子,那么我也得换50万的车子;他家住的是150平方米的房子,我家住的是80平方米的房子,所以我也得换150平方米的房子;别人家的孩子会弹钢琴,所以我家的孩子也得会弹钢琴;别人家的孩子在学奥数,所以我家的孩子也得学奥数;别人家的孩子读最好的学校,所以我家的孩子也得读最好的学校……这就不是真的为家庭而奋斗,而是为了满足虚荣心和攀比心而奋斗。这样的"齐家"不可以作为人生的意义,因为它有方向性错误。

如果为家庭而奋斗是为了满足自己的虚荣心和攀比心,或是为了自己在家庭中的地位和权力,就属于个人境界。如果发自内心地为了家庭本身,就属于人际境界的低端;如果认识到"一家仁,一国兴仁;一家让,一国兴让;一人贪戾,一国作乱"(《大学》),就属于人际境界的高端。因为他深刻地意识到了个人行为与社会风气之间的紧密联系。一个家庭中的成员如果都能展现出仁爱之心,那么整个国家也会兴起仁爱的风气；同样地，如果一个家庭中的成员都懂得谦让，那么整个国家也会形成礼让的社会氛围。反之，如果有一个人的行为贪婪暴戾，那么这种负面行为很可能会引发整个国家的动荡和混乱。我们从中可以看出个人道德修养对于社会和谐稳定的重要性。每个人的行为都不仅仅是个人的事情，还会对周围的人和环境产生影响。因此，每个人都应该注重自身的道德修养，努力具备仁爱、礼让、正直等美德，为社会的和谐稳定贡献自己的力量。同时，这句话也提醒我们，社会风气的形成不是一蹴而就的，它需要每个人的共同努力和长期坚持。只有当每个人都能自觉践行美德，才能形成一种良好的社会风气，让整个社会变得更加和谐、美好。如果认识到齐家的同时也是"齐宇宙"，就达到了人天境界。

利他

子路问君子。子曰："修己以敬。"曰："如斯而已乎？"曰："修己以安人。"曰："如斯而已乎？"曰："修己以安百姓。修己以安百姓，尧、舜其犹病诸！"（《论语·宪问》）

杨伯峻对这段话的翻译是这样的：

子路问怎样做才是君子。孔子说："修养自己，恭敬认真。"子路说："这样就够了吗？"孔子说："修养自己来使别人安乐。"子路又问："这样就够了吗？"孔子说："修养自己来使所有百姓安乐。修养自己来使所有百姓都安乐，尧、舜大概还没有完全做到吧！"

在这里，杨伯峻把"安"翻译为"安乐"，我则将其扩展为"安居乐业"。"安人"就是使别人过上安居乐业的生活，"安百姓"就是使老百姓过上安居乐业的生活。这可以作为人生的意义吗？**我认为不仅可以，而且应该！**

这里的利他指的是自己的行为对他人产生积极作用，并且这种利他是有意为之的。即利他是我们行为的主要动机。帮助他人是利他行为的一种，帮助他人使我们的生活突破了自我中心，生活的宽度和深度都会增加，使我们成为更大整体的一部分，并且是善的。那些生病、贫穷、饥饿或受灾的人，他们无法满足基本的生存需要。如果我们也陷入这种连基本生存需要都得不到满足的处境，那绝对是一件坏事，所以对于他人来说也一定是坏事。因此，他们需要帮助，我们也愿意提供力所能及的帮助。摆脱窘迫状态、使生活更美好，对提供帮助者和接受帮助者来说都是好事。如果我们将自己的时间、专业技能或金钱拿出一部分来帮助这些人，这并不一定会使我们的生活陷入困境，甚至对我们的生活影响微乎其微。在这种情况下，我们的时间、专业技能或金钱对那些需要帮助的人的价值要高于对我们自身的价值。比如，我们每天节省10块钱可能并不会影响生活，这样坚持一年就有3650元，这对一名失学儿童来说却可以大幅度地改善他的生活甚至命运。

第 5 章 境界的沦丧

在帮助他人和照顾好自己的生活之间有时会存在冲突，有时可能必须牺牲个人的利益甚至生命。甚至已有研究表明，有些细菌会为了群体而自我牺牲。当自我牺牲对他人的意义越大、影响范围越广时，这种现象越容易发生。

我们可以把帮助他人作为人生的意义，但这样可能会遇到前文提到过的普遍立法原则问题。也就是说，如果把帮助他人作为人生意义，那么那些接受帮助的人和那些确实没有能力提供帮助的人，就没有办法把帮助他人作为人生意义了。另外，如果我们帮助他人的目的、理想是让所有人都过上美好的生活，那么在这种理想实现后，帮助他人就变得不再有必要了，那时帮助他人就无法继续为人生提供意义了。因此，我这里说的"利他"是广义的利他，而不仅仅是帮助他人，包括一切能对他人产生积极作用的行为。不仅是对那些需要帮助的人，而是对所有需要生存下去的人以及所有希望生活得更美好的人。比如：农民的劳动并不是为了帮助那些仍处在饥饿中的人，而是对所有需要食物的人都有意义；清洁工的劳动也不是为了帮助某些特定需要帮助的人，而是对整个环境的美好都有意义。

为什么要利他？如果仅仅是出于道德的要求，就会让很多人觉得自己被道德绑架了。他们可能会说："我并不反对利他，也会鼓励和赞美利他的人，但不能要求所有人都利他，每个人都有权力选择是否利他。"这种对个人自主权力的主张看起来并没有什么不妥，实则是一种浅薄。想想我们自己的生活，我们每天都需要各种食物、蔬菜、水果、网络、电脑、手机、交通工具、学习工具、办公用品、生活用品……这其中的每样东西都依赖于成百上千的他人劳动才能供我们使用，这就是荀子说的"故百技所成，所以养一人也"（《荀子·富国》）。拿简单的一根黄瓜为例，需要有卖黄瓜种子的人、种黄瓜的人、运黄瓜的人、卖黄瓜的人等。种黄瓜又至少需要几种农具，农具的制造就必然涉及矿石的开采、冶炼、锻造、加工等一系列不同工种的工人。假设运输黄瓜用的是农用三轮车，就必然涉及几十种零部件的生产加工，这至少又要涉及几百道工序。用来装黄瓜的哪怕是一块破布，也会涉及种植棉花的农民或者化工工人以及纺织工人，而纺织工人使用的纺织机器又必然会涉及更多的产业工人……因此，我们是无法穷尽这里到底需要多少人的劳动付出的。一根黄瓜已然如此，一部手机涉及的人数会成几何级数增长。**我们的生存和美好生活的实现都得益于其他人的劳动。这不应被视为一种理性的分析，而是我们日常生活的实情！**

有人会说："那是他们的工作，是他们谋生的手段，是他们应该做的，如果不工作他们就无法生活。我所有的东西都是花钱买的，我的钱也是工作挣来的。"这种说法中只有交换，没有利他或相互依存。**这么想的人在理性上并没有错，但很可悲！**也就是说，合理但不合情。我们常说"人心不古，世风日下，这个社会太冷漠了"，这种冷漠恰恰是秉持这种思想的人所导致的。在一个冷漠的社会中，没有人能生活得更美好。生活的美好是我们每个人的基本需要，所以我们需要对他人及自己的行为的利他性有充分的认知。这样一来，我们的人生才会充满意义，而不再是单纯的"挣钱－交换－挣钱"冰冷循环，人生才是有温情的！

只要我们是通过正当的手段谋生，就一定会满足他人的某种需要。无论是种地、开出租车、企业管理还是研发。我们的"产品"都必然要能满足他人的某些需要，否则这个"产品"就无法流通，生产这一"产品"的劳动过程就没有价值，我们也无法靠这种劳动来谋生。因此，问题不在于我们的行为是不是利他的，而是我们对利他有多少认知。毫无疑问，农民种植庄稼生产粮食一定是利他的，但并不是每个农民对此都有相同程度的认知。有些人可能认为，种地仅仅是为了满足自己的生活需要，这种认知就是为己的，属于个人境界；有些人可能会认识到，自己的种地行为在满足自己生活需要的同时，也在满足他人对食物的需要，这种认知是利他的，属于人际境界；如果一位农民认识到他的种地行为除了在满足自己和他人的生存需要的同时，还在为整个宇宙大家庭做贡献，他就达到了人天境界。

可能会有人认为，和农民谈境界是不是对他们要求太高了？这种人犯的错误在于，他们认为境界只有对那些有钱、有闲、高学历的精英阶层才有意义。前文已经反驳过这种论调的错误所在。从难易程度来讲，让一位农民兄弟理解他的行为对他人乃至宇宙的意义，要远比让他理解一条初中物理定律或求解一道二次函数题容易得多。因此，**对任何人来说，都可以把利他作为人生意义。**而且，这是不受时间限制的。就算在未来的某一天，全世界都消灭了贫穷、饥饿和疾病，人们也有生存的需要和生活得更美好的需要，人们的行为能够满足他人的这些需要就是利他行为。只要对这种利他行为有自觉意识，就可以始终将其作为自己的人生意义。

赞天地之化育

如今人们对物质世界运作的原理和规律有了非常深刻的了解，运用这些原理和规律操纵环境的能力也令人震惊。人们可以让航天器降落在月球背面和火星表面；可以通过核反应来发电；可以在人的大脑中植入电极来治疗心理疾病……然而，这种科技的迅猛进步不一定是好事，我们已经看到人类在科技上的进步造成的痛苦与毁灭。

相信你对"碳达峰"和"碳中和"的概念不会感到陌生，因此有很多人购买新能源汽车。全球变暖带来的影响远远超出一般人的想象。根据美国国家海洋大气管理局（National Oceanic and Atmospheric Administration，NOAA）公布的数据显示，2018年全球平均海平面比1993年的平均值高出了81毫米。如果海平面每350年上升一米，那么1400年后，上海将会被大海淹没。这还没有考虑碳排放对各种植物、动物、气候等造成的影响将如何影响人类的生存。近几年的气候异常现象日益严重，诸如台风、高温、暴雨、干旱等极端恶劣天气，以及泥石流、山体滑坡等自然灾害，不仅破坏了人们的生活家园，还威胁着人们的生命安全。整个环境的变化对人类生命健康本身造成的直接影响，现在还没有得到充分研究。我们每天都生活在含有各种废气的大气中，生活空间充斥着电磁信号和辐射。

可见，人绝对不应该是了解自然、征服自然和利用自然的知性主体，也不应该是以人类为中心、以自然为"非我"的价值主体，而应该是以实现人与自然和谐统一为目的的德性主体（蒙培元，2004）。这需要我们对宇宙有一种非科学主义的认知———一种人文情感主义的认知，即宇宙是一个生生不息的有机整体。人是这个有机整体的一部分，人与宇宙是一体的关系。虽然宇宙并不具备生养万物的主观意志，但"天地之大德曰生"却是整个宇宙固有的内在价值，而人就是宇宙这种内在价值的执行者与实现者。我们不能因此而滑入人类中心主义，这只能是人际境界，而无法达到人天境界。人类对宇宙大家庭的负责，不能只是为了人类本身的生存和发展，不能是为了人类自己的功利目的，而应该是为了宇宙本身的价值。

可以将"为了宇宙大家庭的和谐美好"作为人生的意义吗？**不仅可以，还应该将其作为人生的终极意义！**儒家认为，"中庸"应该是人所追求的最高德性，"中庸之为德也，其至矣乎"（《论语·雍也》)。如果人可以达到中庸的境界，整个宇宙大家庭自然就会和谐美好。"致中和，天地位焉，万物育焉。""唯天下至诚，为能尽其性；能尽其性，则能尽人之性；能尽人之性，则能尽物之性；能尽物之性，则可以赞天地之化育；可以赞天地之化育，则可以与天地参矣。"(《中庸》)个人的修养和天地的化育是一贯相通的。人从最基本的德行修养开始，就直接对宇宙的和谐美好产生影响；人的德行修养好一点，整个宇宙大家庭就好一点；人的德行修养更好一点，整个宇宙大家庭就更好一点。

让整个宇宙大家庭和谐美好本身就是目的，而不是为了实现其他目的的手段。整个宇宙大家庭的和谐美好对宇宙万有来说本身就是一件好事，这本身就有意义，而不需要其他任何附加条件。**只有这种本身不能继续追问为什么、本身就是目的、本身就有意义的事情，才能为人生提供终极意义。**而且，这种终极意义本身就是人天境界的。

对宇宙大家庭负责并不是对自身之外的某些事情负责，仅仅是人对自身存在本质的体认与回归。

成为人 / 成为某人 / 成为某种人

我国文化一向重视"长大成人"，长大容易成人难。有些人长

第 5 章 境界的沦丧

大了却没有成人而是成了禽兽，甚至不如禽兽。所谓"成人"强调的是人的德性和德行，即对人和动物的区别有基本的认知，尽量发展人的人性，而不是完全按人的动物性而生活。人在刚出生时，动物性需要比人性的需要对人的支配性大。人的动物性和人性应该是一个此消彼长的过程，随着年龄的增长，人性的占比会越来越大。不过，这并不意味着要消灭人的动物性，因为动物性终其一生都会存在，并且必须得到应有的照顾，只是应该由人性驾驭动物性。人需要对自己应该做什么不应该做什么、应该遵守什么、应该如何待人接物、应该如何洒扫进退、应该如何行住坐卧等，有自觉意识和自主选择。这种选择未必一定是善的，但一定不能是不善的。这种选择还需要依靠自己的才智和劳动满足自己的基本生活，同时不损害他人的利益。按照孟子的传统，成人的最低标准是能够独善其身，最高标准是成为充分的人。要想成为充分的人，就需要对人的人性和对人天关系有彻底的体悟，这要求在所有日常行为中都必须对人本身和对人天关系体现出"诚"。

我曾在本书第 2 章说"人是自由的"，这指的是心性的自由，而不是成人的自由。因为在成为人本身这件事情上，人是不自由的，人只能成为人，而不能成为任何"非人"的其他东西。

成为某人就是成为自己，指形成自己独特的人格，属于自己的人生观、价值观和世界观，以及自己的行事风格、兴趣爱好、心安于何处等。使自己成为区别于他人的独立个体。

成为某种人是指成为具备某些专业技能、从事某种特定职业的人。比如，成为教师、厨师、医生、律师、警察、心理学家、企业家等。

《西游记》中的孙悟空就是先成了某人和某种人，但没有成为人，其直接后果就是被压五行山下500年。五行山下的生活是他真正修炼成人的起点，而后跟随唐僧取经的过程最终使他成了一个充分的人。

君子无忧

子路问孔子："君子也会有忧虑吗？"孔子回答说："没有。君子的修行，当他还没有达到某种境界或获得某种成就时，他会因为追求这个过程中的意义而感到快乐；当他已经获得或达到了某种境界时，他又会因为能够实践并治理好这个境界而感到快乐。所以，君子有终生的快乐，而没有一日的忧虑。小人则不是这样，他们还没有得到时，就担心得不到；得到了之后，又害怕失去。因此，小人有终生的忧虑，而没有一日的快乐。"（《孔子家语·在厄》）

这体现了孔子对于君子与小人心态差异的看法。君子因为追求的是内心的充实和道德的提升，所以无论得失都能保持平和的心态，享受过程中的快乐；而小人则因为过于关注外在的得失，所以常常处于忧虑之中,无法真正享受生活的乐趣。

无论是学习、晋升、评职称、创业,还是其他任何追求,君子无忧的态度和能力都是需要的。**凡事在还没有达成之前就享受过程,达成之后就享受结果**。比如,张三目前的学习成绩是班级第二名,李四第一。张三的目标是考第一名。张三在努力学习的过程中享受获得知识的过程,学习遇到困难时,他会通过请教老师、同学等方式解决困难,并很享受解决困难的过程,到了晚上 11 点就去睡觉。经过几个月的努力,张三在考试时成功地超过了李四,考到了第一名,他就因为自己目标的达成而感到快乐。这就是君子无忧的态度。如果张三在努力学习的过程中遇到了困难时想:"这道题我不会,但李四可能会。如果李四会我不会,我就无法超过他。"他就会因此在学习过程中感到焦虑。到了晚上 11 点,他学困了该睡觉时,却想:"李四现在可能还没睡觉,还在努力学习。如果我现在睡觉了,我就没法超过他了。"他会因此既不能安心学习,也不能安心睡觉。如果张三在下一次考试时成功地超过了李四,考了全班第一,那么他又会想:"我这次只是运气好,或者这次是李四没发挥好。下次考试时,我还是不一定能考第一。"可见,虽然张三考了第一,但他仍然没有办法感到快乐,他已经在为下次考不了第一而焦虑了。这样的人就有终生之忧而无一日之乐了。因此,**无论以什么为人生意义以及追求什么样的人生境界,都应该努力培养君子无忧的态度和能力**。

境界与心理健康

境界低是罹患心理问题的主要原因。境界越低，越以自我中心，对和自己相关的刺激越在乎、越关注，就越容易出现认知偏差，进而越容易出现焦虑、恐惧和抑郁等情绪，因此产生心理问题。

一位禅师有一个爱抱怨的弟子。有一天，禅师将一把盐放入一杯水中让弟子喝。弟子说："咸得发苦。"禅师又将一把盐放入一缸水中让弟子喝。弟子说："几乎感觉不到咸。"禅师又带着弟子来到一个清澈的湖边，将一把盐撒进了湖里，让弟子再尝湖水。弟子喝后说："依旧纯净甜美。"禅师说："生命中的痛苦是盐，它的咸淡取决于盛它的容器。你愿做一杯水、一缸水，还是一湖水？"

境界的提升是自我的扩大。个人境界相当于一杯水，人际境界相当于一缸水，人天境界相当于一湖水。

境界高的人心理更健康，遇到困难、挫折、创伤时越不容易被击垮，这是一个被历史反复证明了的事实。孔子3岁丧父，17岁丧母，67岁丧妻，69岁独生子孔鲤死，71岁最喜爱的学生颜回死，72岁跟随侍奉他最久的弟子子路死。他终其一生无法实现理想，直到51岁才开始从政，仅仅4年左右的时间就因为齐国的离间而离开鲁国，开始周游列国。但他奔忙于诸侯间十数年，先后罢官于鲁，冷遇于卫，拘畏于匡，斥逐于蒲，困厄于陈、蔡，危难于宋、郑，受阻于晋、楚，真如《庄子·盗跖》所说"不容于天下"（许富宏，2018）。从现实层面讲，孔子的一生是艰难困苦的一生，是经历多次创伤的一生，是不得志的一生，甚至有人称之为"丧家犬"。然而，孔子仍然保持了心理健康，并且说出了"吾十有五而志于学，三十而立，四十而不惑，五十而知天命，六十而耳顺，七十而随心所欲，不逾矩"（《论语·为政》）这样的人生境界提升过程。《庄子·至乐》记载了庄子妻子死亡时他的情绪变化和心理历程，开始哀伤转而鼓盆而歌。在社会再适应评定量表（Social Readjustment Rating Scale）中，列出了每个事件的"生活变化单位"（LCU），代表各事件对人影响的程度或要求人重新调整的程度。其中丧偶被列于首位，LCU 为 100。庄子已经达到了非常高的境界，所以丧妻这件事并没有对庄子的心理健康造成影响。司马迁在《报任安书》里写道："盖西伯拘而演《周易》；仲尼厄而作《春秋》；屈原放逐，乃赋《离骚》；左丘失明，厥有《国语》；孙子膑脚，《兵法》修列；不韦迁蜀，世传《吕览》；韩非囚秦，《说难》《孤愤》。"这些人物和他们的故事，都向我们展示了人生境界是如何帮助他们应对困境的。他们不仅没有被困境击垮，罹患心理问题，反而激发了更好的创造性。他们的作品不仅在当时产生了巨大的影响，还能跨越时空，成为中华民族宝贵的文化遗产，激励着一代又一代人不断前行。据此，我们认为可以通过提升境界促进个体及社会的心理健康。

在现实生活中，我们会看到某些看似有很高境界的人仍然有心理问题，或者某些人的境界似乎提高了但其心理问题并没有好转。这是因为人生境界是整体人格水平的展现，不是某一人格维度的高度发展。儒家认为，至少包括"智""仁""勇"三个维度，《中庸》里称其为"三达德"。孔子在《论语·子罕》篇里说"知者不惑，仁者不忧，勇者不惧"，甚至还可以把"温良恭俭让礼义廉耻忠信"等纳入整体人格水平中。那些看似境界很高却有心理问题的人，或者看似境界提高了但心理问题没有好转的人，他们要么知行不一，只是口头上的言辞而已；要么只是人格的某个维度高度发展了，其他维度并不高，让人们误以为他们的境界比较高。孔子曾告诫子路说："好仁不好学，其蔽也愚；好智不好学，其蔽也荡；好信不好学，其蔽也贼；好直不好学，其蔽也绞；好勇不好学，其蔽也乱；好刚不好学，其蔽也狂。"（《论语·阳货篇》）这段话告诫我们避免片面追求某种品质。如果只有单一的品质高度发展，就会让我们陷入弊端之中。

"天人合一"是中国人追求的最高境界。虽然马斯洛和罗杰斯提出的"自我实现"也可以被认为是一种较高的人格境界，但我国学者刘天君认为，马斯洛和罗杰斯的自我实现仍然是社会层面的自我实现，没有达到超越的"天人合一"境界（刘天君，2023，私人交流）。"究天人之际"是中国传统文化的总纲领，"天人合一"是中国人追求的最高境界。儒释道三家都有这个思想，它是中国传统文化中最重要的思想之一（楼宇烈，2017）。中国传统文化是"天人同构"的（彭国翔，2022），天道是人道的总根源和总依据，"道生一，一生二，二生三，三生万物"（《道德经》）；"天命之谓性；率性之谓道；修道之谓教"（《中庸》）。可见，**中国人不仅追求境界，还设定了一个终极最高境界——"天人合一"。**

本书在第 3 章讲到的一体之仁功法可以帮助我们达到天人合一的境界，接下来介绍的观喜怒哀乐未发前气象功法亦可。

"观喜怒哀乐未发前气象"是宋儒非常看重的功夫，正式提出者是二程兄弟。吕大临将未发之"中"本体化，视"中"为天地之心。他主张"中即性也"，认为"在天为命，在人为性。由中而出者莫非道，所以言道所由出也，与'率性之谓道'之义同，亦非道中别有中也"（《二程集》）。其主张"道"就是"中"，就是"性"。此"喜怒哀乐之未发谓之中"便是与"道"一致的存在，由此而发出的行为都是合道的，因而合理。这个"中"便是"性"，是发而皆中节的，是人之为人内在的、先天的根据。此根据是天命降而在人的"性"，这显然是将《中庸》之未发说实体化，作为宇宙万物的本原与根据。他这种解释的层次是宋儒的共识，程颐与吕大临及苏季明讨论有名的"中和"问题时，他们都将"未发"提升到超越的层次。据此可以认为"观喜怒哀乐未发前气象"是一种修"性道合一""天人合一"的功夫。

体悟人生，让心灵自由穿行

程门高弟杨龟山[①]对"观喜怒哀乐未发前气象"的解释是这样的："《中庸》曰'喜怒哀乐之未发谓之中'……学者当于喜怒哀乐未发之际，以心体之，则中之义自见。执而勿失，无人欲之私焉。发必中节矣。"(《杨龟山先生全集》)这可能是明道及其门人对"观喜怒哀乐未发前气象"所做的最详细的说明（杨儒宾，2005）。杨时的"以心体之"实际上是道南学派"默坐澄心，体认天理"的理论(《朱子全书》)。"此要求体验者最大限度地平静思想和情绪，使整个意识状态由明显的活动转为静止，然后努力去体验思维情感没有活动的内心状态。"（陈来，2008）这显然是将未发规定为心之静，主体去体验并保持住心之静，就能达到"未发"的状态，也就是实现并把握住了天下之大本。显然，杨时这种对"中"的理解并不能认为是天下大本的"中"，只能是思虑未萌、情欲未动之时的一种心理平静状态。就像一个有毒瘾的人并不是每天24小时分分秒秒都在吸毒，但不能认为在他毒瘾未犯、身心平静时就是一个没有毒瘾的人。王阳明对此有着非常精到的论述：

问："宁静存心时，可为'未发之中'否？"先生[②]曰："今人存心，只定得气。当其宁静时亦只是气宁静，不可以为'未发之中'。"(《传习录》)

[①] 杨时（1053—1135），字中立，号龟山，学者称龟山先生。
[②] 王阳明。

这只是气的宁静而不是未发之中，是一时的中而非《中庸》中天下大本的"中"，只有"无所不中"的"中"才是《中庸》里说的天下大本的"中"。

澄问："喜、怒、哀、乐之'中''和'，其全体常人固不能有。如一件小事当喜怒者，平时无有喜怒之心，至其临时，亦能'中节'，亦可谓之'中''和'乎？"先生曰："在一时之事，固亦可谓'中''和'，然未可谓之'大本''达道'①。人性皆善，'中''和'是人人原有的，岂可谓无？但常人之心既有所昏蔽，则其本体虽亦时发见，终是暂明暂灭，非其全体大用矣。无所不'中'，然后谓之'大本'；无所不'和'，然后谓之'达道'。惟天下之至诚，然后能立天下之'大本'。"

……曰："偏倚是有所染著，如著在好色、好利、好名等项上，方见得偏倚。若未发时，美色、名、利皆未相著，何以便知其有所偏倚？"

曰："虽未相著，然平日好色、好利、好名之心原未尝无。既未尝无，即谓之有；既谓之有，则亦不可谓无偏倚。譬之病疟之人，虽有时不发，而病根原不曾除，则亦不得谓无病之人矣。须是平日好色、好利、好名项一应私心，扫除荡涤，无复纤毫留滞，而此心全体廓然，纯是天理，方可谓之喜、哀、乐'未发之中'，方

---

① 大本、达道：语出《中庸》"喜怒哀乐之未发，谓之中；发而皆中节，谓之和。中也者，天下之大本也；和也者，天下之达道也。"

是天下之'大本'。"(《传习录》)

功夫的目的要克除恶念私欲，而不是单纯地通过心的宁静使得恶念暂时蛰伏。这种暂时蛰伏恰似患病之人，暂时不发病不代表病已痊愈、病根已拔除。当下虽可实现内心平静的状态，但并不能根除"不中"的因素，这从常人的已发之"不和"便可知"不中"的因素仍存在人心中。也就是说，只是追求静、无法去除存于心中之私念私欲，也不能体证天下之大本。根据阳明的思想，要观喜怒哀乐未发之前的那个"中"，需要加上"省察克治"的功夫。

先生曰："教人为学，不可执一偏。初学时心猿意马，拴缚不定，其所思虑，多是人欲一边，故且教之静坐息思虑。久之，俟其心意稍定，只悬空静守，如槁木死灰，亦无用，须教他省察克治。省察克治之功，则无时而可闲，如去盗贼，须有个扫除廓清之意。无事时，将好色、好货、好名等私欲逐一追究搜寻出来，定要拔去病根，永不复起，方始为快。常如猫之捕鼠，一眼看着，一耳听着，才有一念萌动，即与克去，斩钉截铁，不可姑容，与他方便。不可窝藏，不可放他出路，方是真实用功，方能扫除廓清。到得无私可克，自有端拱时在。(《传习录》)

这段说的无事时将各种私欲逐一追究搜寻出来，连根拔除、永不复起是一种刻意练习。后半段说要常如猫捕鼠，一眼看着，一耳听着，才有一念萌动，即与克去是事上磨炼。无论是刻意练习还是事上磨炼，态度都必须决绝，要斩钉截铁，不可姑息纵容。

我根据上述资料开发了观喜怒哀乐未发前气象功法。

观喜怒哀乐未发前气象功法

- 选境。找一个可以暂时不被打扰的、安静舒适的空间。关掉手机或者将手机调为静音模式。坐在一个舒服的位置上，然后轻轻地闭上眼睛。
- 调身。正襟危坐或盘坐，把身体调整到确定、放松、清醒、有尊严的姿态。
- 调息。把呼吸调整到静、顺、细、长。
- 调心。暂时排除杂念，让杂念随着呼气呼出体外。
- 觉察呼吸一两分钟。
- 去习染。当你的心相对稳定了，就释放你对呼吸的觉察。然后把你所有不善的问题或习气逐一追究搜寻出来。逐一把每个不善的问题或习气具象化成一个东西。它在哪里？它是什么形状的？它是什么颜色的？它有多重？它摸起来是什么质地的？让这个象征物尽量清晰、具体。把这个象征物连根拔除，移出体外，然后斩钉截铁地把这个象征物抛到无限远的地方。
- 对所有不善的问题和习气都进行如上操作，不可姑息纵容，

> 直到所有问题和习气都连根拔除、扫除廓清。
> - 待在这种无任何不良习气、无丝毫不善的境界里。
> - 持续练习至少 30 分钟。

观喜怒哀乐等情绪未发之前的气象,是日常生活中修炼心性、培养中庸之道的重要功夫。它不仅是提升自我认知和情绪管理能力的重要途径,也是实现内心平衡与和谐、促进心理健康的有效功法。更重要的是,它强调了学者在情绪未发之时、心境平和的状态下,通过观照和体悟来把握作为"天下大本"的"中"的性质,即中庸之道的核心精神,这对于个人的修养和提升境界有着深远的意义。这种向内观照、持守和体悟不是一种简单的心理操作或技巧,而是一种深入内心、探索人性本质、最终发现并契合天道的过程。不仅可以让我们真正地长大成人,还可以作为通达天人合一的路径。

致谢

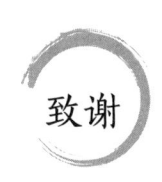

在本书即将付梓之际，我心中充满了感激之情。一本书能成功地出版，需要多种因缘的聚合，在这个过程中，我得到了很多人的帮助和支持。

首先，我要感谢意象对话疗法创始人朱建军教授和意象对话研究中心理事长周烁方老师，因为他们在 2023 年邀请我参加了第 19 届全国意象对话心理学学术研讨会，我才有机会和中国人民大学出版社的编辑郑悠然老师结缘。而后郑悠然老师邀请我撰写了这本书。在本书的构思、写作、修改、审校过程中，郑悠然老师付出了辛苦的劳动，多次与我沟通，给我很多中肯的建议，在此由衷地感谢她为此书最终出版做出的贡献！

其次，我要感谢的我的家人，尤其是我的妻子。写书需要大段大段的连续时间，这样才能保证思路的连贯和写作的状态。这就更需要家人的支持，尤其是在 2024 年 1~3 月那段时间里，家里的大事小情都是由妻子打理的。她的这份支持让我能够心无旁骛地写书。

再次，我还要感谢帮这本书写推荐序和推荐语的老师们，他们是朱建军教授、骆宏主任医师、申荷永教授、张天布教授、曹昱博士、苑媛副教授、周烁方老师、郑玉虎老师、吕仁慧助理教授、钟妍老师。他们细致的审阅和颇具建设性的反馈，帮助我提升了本书的质量。他们富含思想的序言和精炼的推荐语，为本书增添了一抹靓丽的色彩！

此外，我一直对那些启迪我思想的先贤圣哲和现代的思想家们，以及对我学术有影响的中外心理学家们心怀感激。他们的作品拓展了我的知识，让我从中学到了很多修养的功夫和助人的技术。这本书的诞生，与他们的工作是分不开的。

最后，我要感谢所有阅读这本书的读者，如果没有你们，我的工作就失去了意义。希望这本书能给你们带来一些启发和帮助。

参考文献

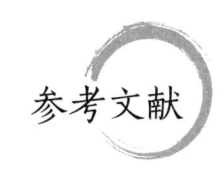

[1] 杨伯峻.论语译注[M].北京：中华书局，2006.
[2] 杨伯峻，杨逢彬.孟子导读注译[M].长沙：岳麓书社，2019.
[3] 杨逢彬.论语新注新译[M].北京：北京大学出版社，2018.
[4] 钱穆.论语新解[M].北京：九州出版社，2011.
[5] 张觉.荀子译注[M].上海：上海古籍出版社，2012.
[6] 倪培民.儒家功夫哲学论[M].北京：商务印书馆，2022.
[7] 段德智.死亡哲学[M].北京：商务印书馆，2017.
[8] 朱建军.人格：一生一剧本[M].北京：知识产权出版社，2022.
[9] 张岱年.中国古典哲学概念范畴要论：增订版[M].北京：中华书局，2017.
[10] 朱滢.文化与自我[M].北京：北京师范大学出版社，2007.
[11] 况志华，叶浩生.责任心理学[M].上海：上海教育出版社，2008.
[12] 张任之.心性与体知从现象学到儒家[M].北京：商务印书馆，2019.
[13] 涂可国.儒家责任伦理学[M].北京：人民出版社，2023.
[14] 唐翼明.唐翼明解读《颜氏家训》[M].长沙：湖南科技出版社，2012.
[15] 张其成.张其成全解周易[M].北京：华夏出版社，2018.
[16] 朱熹.论语集注[M].济南：齐鲁书社，1992.
[17] 蒙培元.人与自然中国哲学生态观[M].北京：人民出版社，2004.
[18] 潘平格，钟哲.潘子求仁录辑要[M].北京：中华书局，2009.

[19] 徐复观.中国人性论史先秦篇[M].上海：上海三联书店，2001.

[20] 何益鑫.性自命出章句讲疏[M].上海：上海三联书店，2000.

[21] 郑玄，孔颖达，吕友仁.礼记正义[M].上海：上海古籍出版社，2008.

[22] 刘天君，特林克勒.移空技术操作手册[M].北京：中国中医药出版社，2019.

[23] 杨军.修身要旨[M].长春：长春出版社，2020.

[24] 朱杰人，严佐之，刘永翔.朱子全书[M].上海：上海古籍出版社，2010.

[25] 陈来.宋明理学[M].上海：华东师范大学出版社，2008.

[26] 王阳明.传习录[M].上海：上海古籍出版社，2000.

[27] 程颢，程颐.二程集[M].北京：中华书局，2004.

[28] 马美信、黄毅点校：《唐顺之集》[M].杭州：浙江古籍出版社，2014.

[29] 金岳霖.金岳霖文集[M].兰州：甘肃人民出版社，1995.

[30] 东振明.自由的你：体悟疗法与强迫症干预[M].北京：知识产权出版社，2022.

[31] 孟昭兰.情绪心理学[M].北京：北京大学出版社，2005.

[32] 王守仁.王阳明全集[M].北京：中国书店出版社，2015.

[33] 陈来.仁本体论[M].北京：生活·读书·新知三联书店，2014.

[34] 韦格纳.白熊实验如何战胜强迫性思维[M].武丽侠，王润晨曦，陈颖，译.北京：人民邮电出版社，2018.

[35] 弗洛伊德.精神分析引论[M].高觉敷，译.北京：商务印书馆，1987.

[36] 斯特伦.人与神宗教生活的理解[M].金泽，何其敏，译.上海：上海人民出版，1991.

[37] 麦克劳德.心理咨询导论：第四版[M].夏颖，刘凤至，等译.上海：上海社会科学院出版社，2019.

[38] 亚隆.存在主义心理治疗[M].黄峥，张怡玲，沈东郁，译.北京：商务印书馆，2015.

[39] 戈德斯坦.人的本性：以精神病理学视角进行的探索[M].王一力，译.贵阳：贵州人民出版社，2018.

[40] 德西，弗拉斯特.内在动机：自主掌控人生的力量[M].王正林，译.北京：机械工业出版社，2020.

[41] 西格尔，威廉斯，蒂斯代尔. 抑郁症的内观认知疗法 [M]. 刘兴华，译. 北京：世界图书出版公司，2008.

[42] 斯奈德，洛佩斯. 积极心理学：探索人类优势的科学与实践 [M]. 王彦，席居哲，王艳梅，译. 北京：人民邮电出版社，2013.

[43] 弗兰克尔. 追求意义的意志 [M]. 司群英，郭本禹，译. 北京：中国人民大学出版社，2014.

[44] 赫舍尔. 人是谁 [M]. 安希孟，译. 贵阳：贵州人民出版社，2019.

[45] 杨文海."仁民爱物"与孟子的生态智慧 [J]. 中共宁波市委党校学报，2018.

[46] 林永胜. 功夫试探：以初期佛教译经为线索 [J]. 台北：台大佛学研究，2011.

[47] 张汝伦. 理解之难：从《中庸》喜怒哀乐未发句看 [J]. 复旦学报（社会科学版），2020.

[48] 杨儒宾. 论"喜怒哀乐未发前气象" [J]. 中国文哲研究通讯，2005.

[49] 董月明，刘爱书. 生命意义感与心理健康的关系综述 [J]. 心理学报，2016.

[50] 张姝玥，林艳，黄婷. 中学生生命意义与主观幸福感心理健康自杀意念的相关性 [J]. 中国学校卫生，2013.

[51] 李旭，卢勤. 大学新生生命意义感与心理健康状况的相关研究 [J]. 中国健康心理学杂志，2010.

[52] 陈立胜. 儒家修身之道的历程及其现代命运 [J]. 华东师范大学学报（哲学社会科学版），2020.

[53] 孙向晨. 马丁·布伯的关系本体论 [J]. 复旦学报（社会科学版），1998.

后记

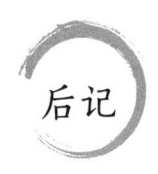

黑格尔的草率

在本书的写作过程当中,我的脑子里时常冒出黑格尔对孔子和《论语》的评价。他在《哲学史讲演录》第一卷中写道:"我们看到孔子和他的弟子们的谈话(即《论语》),里面所讲的是一种常识道德,这种常识道德我们在哪里都找得到,在哪一个民族里都找得到,可能还要好些,这是毫无出色之点的东西。孔子只是一个实际的世间智者,在他那里思辨的哲学是一点也没有的,只有一些善良的、老练的、道德的教训,从里面我们不能获得什么特殊的东西。"

黑格尔是以欧洲"哲学"这一概念的内涵为标准来衡量儒家文化的,所以他认为儒家文化根本算不上哲学,甚至作为道德训诫也毫不出色。但,正如朱建军教授所说:"你不能拿猫的标准来衡量一条狗的好坏。"

日本学者西周在翻译英文"philosophy"一词时最终放弃"希

贤学"（出自周敦颐的《通书》）这一译法，而是自创了"哲学"一词，除了他的政治理想之外，另一个重要因素就是就是为了区分西方的"philosophy"与东方的儒学。从西周的翻译来看，"中国哲学"这一概念最初就是不成立的。所以，倪培民（2022）认为"中国哲学的合法性"问题这个提法本身就带有一种不能被西方"哲学"这个家庭领养以获得其"姓氏"冠名权的那种羞辱。

"philosophy"来源于希腊文"φιλοσοφια"，本意是爱智慧或爱知识。我认为西方哲学爱的是对世界镜像般反映的知识，所以到了康德就出现了物自体不可知的问题；而中国文化爱的是感而遂通的智慧，所以王阳明说心外无物。

黑格尔认为儒家文化不是哲学是合适的，但他认为《论语》里的话只不过是些善良的、老练的、道德的教训却是草率的。《论语》以及全部的儒家思想绝不是善良的道德的教训，而是以天为依据和旨归，以人性为基础的一整套修养功夫和生活方式。它深深地植根于人性和日常生活，同时又坚毅地向上求索以期达到与天的合一。正如《中庸》里所说"《诗》云：'鸢飞戾天，鱼跃于渊。'言其上下察也。君子之道，造端乎夫妇，及其至也，察乎天地。"

如果仍然有人认为本书是在进行道德说教，那我的回答是："现在太需要这种道德说教了！"